Simon Kurzhals (Hrsg.)

Präklinische Notfallpsychiatrie und Krisenhilfe

Medizinisch Wissenschaftliche Verlagsgesellschaft

Simon Kurzhals (Hrsg.)

Präklinische Notfallpsychiatrie und Krisenhilfe

Ersteinschätzung, Risikobewertung, Intervention, Rechts- und Versorgungskontext

mit Beiträgen von

A.R. Baasner | A. Buchhorn | A. Forster | P. Heinz | M. Koll-Krüsmann
S. Kurzhals | T. Lindemann | P. Ristau | E. Sakellaridou
D. Scholz-Hehn | D. Stratmann alias C. Winkler | M. Weinert

Medizinisch Wissenschaftliche Verlagsgesellschaft

Der Herausgeber

Simon Kurzhals
Evang. Kliniken Essen-Mitte gGmbH

MWV Medizinisch Wissenschaftliche Verlagsgesellschaft mbH & Co. KG
Unterbaumstr. 4
10117 Berlin
www.mwv-berlin.de

ISBN 978-3-95466-915-8

Bibliografische Information der Deutschen Nationalbibliothek
Die Deutsche Nationalbibliothek verzeichnet diese Publikation in der Deutschen Nationalbibliografie; detaillierte bibliografische Informationen sind im Internet über http://dnb.d-nb.de abrufbar.

Projektmanagement: Dennis Roll, Meike Daumen, Berlin
Copy-Editing: Monika Laut-Zimmermann, Berlin
Layout & Satz: zweiband.media, Agentur für Mediengestaltung und -produktion GmbH, Berlin
Druck: Thomas Druck Leipzig GmbH

Zuschriften und Kritik an:
MWV Medizinisch Wissenschaftliche Verlagsgesellschaft mbH & Co. KG, Unterbaumstr. 4, 10117 Berlin, lektorat@mwv-berlin.de

eco zoom
natureOffice.com/496-DLM-396
CO2e-bilanzierte Aktivitäten
CO2e-Emissionen ausgeglichen

Die Autorinnen und Autoren

Alexander R. Baasner, M.Sc.
Digitale Facharzt- und
Gesundheitsversorgungsgesellschaft mbH (DFGZ)
Wenden

Antje Buchhorn, M.A.
Dachverband Gemeindepsychiatrie e.V.
Projekt OBEON
Köln

Andrea Forster, M.A.
PSU-Akut e.V.
München

Peggy Heinz
Nationale Kontakt- und Informationsstelle
zur Anregung und Unterstützung von
Selbsthilfegruppen (NAKOS)
Berlin

Dr. phil. Dipl.-Psych. Marion Koll-Krüsmann
PSU-Akut e.V.
München

Simon Kurzhals
Evang. Kliniken Essen-Mitte gGmbH

Tina Lindemann, M.A.
Dachverband Gemeindepsychiatrie e.V.
Projekt OBEON
Köln

Patrick Ristau, Ph.D.
Universität zu Lübeck
Institut für Sozialmedizin und Epidemiologie

Dr. Elina Sakellaridou, M.A.
Kreisgesundheitsamt Mettmann
Sozialpsychiatrischer Dienst

Dr. Deborah Scholz-Hehn
Agaplesion Markus Krankenhaus
Frankfurt am Main

Dennis Stratmann alias Cordt Winkler
Recovery Cat GmbH
Berlin

Dr. Mark Weinert
Dr. Weinert Communications
München

Inhalt

1 Relevanz psychischer Erkrankungen und Einordnung in den präklinischen Versorgungskontext

Simon Kurzhals

Der Großteil akuter psychischer Krisen findet außerhalb psychiatrischer Kliniken statt. Akuter Hilfebedarf wird oftmals von nicht-professionellen und von psychiatrisch unerfahrenen Personen erkannt. Viele psychisch bedingte Krisenzustände können zwar von Bezugspersonen aus dem unmittelbaren Umfeld unterstützend begleitet werden. In Abhängigkeit der Schwere der Krise können jedoch erhebliche Hilfebedarfe entstehen, sodass eine gründliche Untersuchung und Abwägung einer Behandlungsnotwendigkeit erfolgen muss (Lamberg 2020). Mangels hinreichender Befähigung im Umgang mit psychiatrischen Notfällen gelingt die Vermittlung geeigneter Hilfen durch nicht-psychiatrisch Tätige im Gesundheitswesen oder anderen Institutionen nicht immer reibungslos. In Anbetracht der Häufigkeit psychischer Erkrankungen und anzunehmender steigender Anzahl psychiatrischer Notfälle besteht an vielen Schnittstellen zum Gesundheitswesen die Notwendigkeit, sich Kenntnisse zu Erkennung und Versorgung entsprechender Erkrankungen sowie zum Umgang mit erkrankten Personen anzueignen.

1.1 Unzureichende Befähigung

Der Ausbildungsstand beteiligter nicht-psychiatrischer Hilfskräfte im Gesundheitswesen, jedoch auch anderer Institutionen oder Behörden wie beispielsweise der Polizei, ist hinsichtlich Kenntnis, Einschätzung und Verfahrensweisen im Umgang mit psychischen Erkrankungen insgesamt heterogen. Ob und wie gut die Weiterversorgung psychisch erkrankter Personen erfolgen kann, liegt neben weiteren Faktoren in den Händen der involvierten Einsatzkräfte. Kommunikatives Geschick ist hier ebenso notwendig wie die Fähigkeit zur umsichtigen und pragmatischen diagnostischen Einschätzung psychiatrischer Syndrome (s. S2k-Leitlinie Notfallpsychiatrie 2019). Zudem sollten Kenntnisse zu Versorgungsstrukturen bestehen. Für einen sicheren Umgang mit entsprechenden Situationen im öffentlichen Raum bedarf es sowohl einer hinreichenden Befähigung der handelnden Personen als auch einer transparenten Wissensvermittlung. Die hierzu notwendigen Kenntnisse werden jedoch im Rahmen der entsprechenden Ausbildung weder bei Notärzten, noch im Rettungswesen (Pajonk 2004) oder bei der Polizei in hinreichendem Maß vermittelt (Lorey 2021). Gerade bei betroffenen Personen bei denen sich eine psychische Erkrankung durch aggressive Verhaltensweisen äußert führt in nicht unerheblichem Maß ein polizeilicher Kontakt zur Vorstellung in einer psychiatrischen Klinik (Johnson 2022).

1.2 Prävalenz psychischer Erkrankungen

Die Inanspruchnahme von Gesundheitsleistungen aufgrund psychischer Erkrankungen ist ebenso wie die Krankheitskosten und die gesellschaftsökonomische Belastung in den letzten Jahrzehnten deutlich angestiegen (Rommel 2017). Die Lebenszeitprävalenz hinsichtlich des Auftretens einer beliebigen psychischen Erkrankung beträgt in Deutschland nahezu 50%, innerhalb eines Jahres bildet sich bei etwa einem Drittel der Bevölkerung eine psychische Erkrankung aus (Jacobi 2014). Der Großteil psychischer Erkrankungen entwickelt sich im Gegensatz zu somatischen Erkrankungen überwiegend in der zweiten bzw. dritten Lebensdekade. Ausnahmen stellen bestimmte Angsterkrankungen, die bereits in der Adoleszenz eintreten, oder im höheren Lebensalter auftretende neurodegenerative Erkrankungen dar. Angesichts des frühen Auftretens besteht also oft eine verhältnismäßig lange Erkrankungsdauer im Vergleich zu nicht- psychischen Erkrankungen. In absteigender Häufigkeit handelt es sich bei den häufigsten psychischen Erkrankungen um Angst- und affektive Störungen, Abhängigkeitserkrankungen, Zwangsstörungen, psychotische Störungen, Somatisierungs- und Traumafolgestörungen.

1.3 Belastung durch psychische Erkrankungen

Die Kombination aus hoher Prävalenz, frühem Erkrankungsalter und hohem Grad der Chronifizierung allein steigert nicht nur das individuelle Leid, sondern auch die gesellschafts-ökonomischen Belastung. Dies zeigt sich unter anderem in einer Zunahme beruflicher Fehltage oder Arbeitsunfähigkeit, die in den letzten 10 Jahren um 48% zugenommen haben (Badura 2023). Zudem ist in den letzten 20 Jahren der Anteil von Erwerbsminderungsrenten aufgrund psychischer Erkrankungen von 24% auf 41% angestiegen. Nahezu jeder zweiten Berentung liegt somit eine psychische Erkrankung zugrunde (DRV 2021). Die Krankheitslast, gemessen an Indikatoren wie DALY (Disability Adjusted Life Years) oder YLD (Years lived with Disability), liegt bei psychischen Erkrankungen unter den zehn häufigsten Erkrankungen wie Herz-Kreislauf-Erkrankungen, chronische Schmerzerkrankungen, Krebserkrankungen. Direkte Krankheitskosten nehmen mit 44 Mrd. EUR mehr als 13% der gesamten Krankheitskosten in Deutschland ein und folgen direkt auf Herz-Kreislauferkrankungen (Bombana 2022, Plass 2014). Psychische Erkrankungen sind und bleiben auch zukünftig ein erhebliches gesundheitsökonomisches Problem.

1.4 Psychische Erkrankungen und deren Entwicklung

Der Begriff der psychischen Störung bezeichnet ein von der Normvorstellung abweichendes Erleben oder Verhalten einer Person. Neben einer abweichenden Wahrnehmung können Denken, Fühlen oder Verhalten von betroffenen Personen verändert sein. Die diagnostische Zuordnung psychiatrischer Störungsbilder erfolgt auf der Grundlage einzelner Symptome, die sich wiederum zu Syndromen zusammenfassen lassen (s. Kap. 2). Psychische Erkrankungen entwickeln sich, abgesehen von Intoxikationen mit psychoaktiven Substanzen, mit einem gewissen zeitlichen Vorlauf. Vereinzelt können Symptome spät erkannt werden oder treten erst durch ein Zusammenspiel weiterer psychosozialer Belastungsfaktoren auf. Die Entwicklung einzelner Symptome psychiatrischer Erkrankungen verläuft ebenso wie deren Dauer und Intensität individuell und ist vielgestaltig. Gründe liegen neben der persönlichen, psychologischen und physischen Konstitution auch in unterschiedlichen sozial-ökonomischen oder kulturellen Lebensbedingungen betroffener Personen.

1.5 Biopsychosoziales Modell

Seit dem Ende der 1970er-Jahre stellt das „Biopsychosoziale Modell von Gesundheit und Krankheit" das am meisten anerkannte Krankheitsmodell dar (Stein 2010). Das Modell geht davon aus, dass Erkrankungen durch eine gestörte Interaktion körperlicher, psychischer und sozialer Faktoren entstehen. Das Modell verdeutlicht, dass der wechselseitigen Beziehung der einzelnen Faktoren mehr Bedeutung eingeräumt wird als dem bloßen mechanistischen Vorhandensein einer Erkrankung. Zu den biologischen Faktoren zählen beispielsweise genetische Dispositionen oder Krankheitserreger, während psychologische Faktoren die individuellen Kognitionen und Stressoren und soziale Faktoren u.a. die Umwelt-, Wohn- und Lebensbedingungen darstellen (Engel 1980).

1.6 Vulnerabilitäts-Stress-Modell

Bei dem Vulnerabilitäts-Stress-Modell, synonym auch Diathese-Stress-Modell, handelt es sich um einen theoretischen Erklärungsansatz für Entstehung, Auftreten und Aufrechterhaltung psychischer Erkrankungen. Hierbei bezieht sich Vulnerabilität auf die individuelle biologisch-genetische oder auch biografische Anfälligkeit oder Disposition, eine psychische Erkrankung auszubilden. Faktoren wie anhaltender Stress, belastende Umstände, sich verändernde Lebenssituationen oder anderweitige Belastungen spielen hier eine Rolle. Anhand des Modells sind psychische Erkrankungen das Ergebnis der Wechselwirkung von Veranlagung und auslösender Faktoren wie Stress. Das Vorhandensein einer genetischen Belastung wiederum bedeutet nicht, dass sich zwingend eine Erkrankung entwickeln muss. Letztlich ist anzunehmen, dass der Großteil der Menschen trotz bestehender Veranlagung keine psychische Erkrankung entwickelt. Somit wird deutlich, dass es einem Zusammenwirken verschiedener Faktoren bedarf, um eine Erkrankung zu entwickeln. Bildhaft wird das Vulnerabilitäts-Stress-Modell anhand eines mehr oder minder gefüllten Wasserglases bildhaft dargestellt. Demnach stellt die individuelle Ausstattung der Menschen ein zu einem gewissen Grad gefülltes Wasserglas dar. Je mehr Wasser im Glas vorhanden ist, und je mehr Wasser im Sinne von zunehmender Belastung ins Glas strömt, desto eher läuft das Glas über. Das Überlaufen versinnbildlicht dann die Ausbildung einer Erkrankung (Wittchen u. Hoyer 2011).

1.7 Einfluss psychischer Erkrankungen auf körperliche Gesundheit

Je früher psychische Erkrankungen auftreten, desto wichtiger ist eine rasche diagnostische Zuordnung, um eine spezifische Behandlung planen zu können. Eine insuffiziente oder fehlende Behandlung psychischer Erkrankungen erhöht das Risiko, somatische Krankheiten wie Adipositas, Herz-Kreislauferkrankungen, Diabetes Mellitus oder chronische Schmerzsyndrome zu entwickeln (Gaspersz 2018). Diese Zusammenhänge sind bis heute nicht gut verstanden, unterstreichen jedoch die Notwendigkeit einer qualifizierten psychiatrischen Versorgung für uns alle.

1.8 Zusammenhang psychischer und somatischer Erkrankung

Unter Berücksichtigung der Komplexität des menschlichen Organismus lassen sich diagnostisch-therapeutische Aspekte nicht isoliert der Schublade „Psychische Erkrankung" oder „Somatische Erkrankung" zuordnen. Gerade schwere psychische Erkrankungen stellen oftmals, für sich allein genommen oder aufgrund biologischer Veranlagung, einen Risikofaktor für sowohl kardiovaskuläre als auch metabolische Erkrankungen dar. Personen mit bipolarer Störung haben ein erhöhtes Risiko für Schlaganfälle (Yuan 2022), diejenigen mit Depression weisen ein erhöhtes Risiko für Myokardinfarkte auf (van der Kooy 2007). Schizophrenieerkrankte haben ein erhöhtes Risiko, ein metabolisches Syndrom auszubilden (Mohd Ahmed 2024). Dies trifft sowohl für medikamentös behandelte als auch für unbehandelte Erkrankte zu.

1.9 Insuffiziente Behandlung somatischer Erkrankungen

Non-Adhärenz, Stigmatisierung und Barrieren im Zugang zu medizinischer Behandlung stellen nur einzelne Faktoren dar, aufgrund derer die medizinische Versorgung insbesondere schwer psychisch erkrankter Personen bei weitem nicht dem qualitativen Anspruch gerecht wird, der hinsichtlich der medizinischen Erkenntnisse und Behandlungsmöglichkeiten angestrebt wird. Menschen mit psychischen Erkrankungen sterben im Durchschnitt 13 bis 30 Jahre früher als die Vergleichspopulation ohne psychische Erkrankung (Rosenbaum 2016). Andererseits besteht eine Inanspruchnahme von Gesundheitsleistungen, jedoch nicht mit der notwendigen Konsistenz und mitunter lediglich in niedrigschwelligen Settings wie beispielsweise Notaufnahmen. Es ist davon auszugehen, dass etwa die Hälfte der psychisch erkrankten Personen eine somatische Erkrankung aufweist. Subgruppen wie etwa von Wohnungslosigkeit betroffene Menschen mit psychischen Erkrankungen weisen eine noch höhere Prävalenz von somatischen Erkrankungen auf (Mitchell 2018).

1.10 Veränderungen der Versorgungsstruktur

Seit den späten 1980er-Jahren erfolgte ein fortwährender Abbau stationärer Behandlungskapazitäten. Einen der wesentlichen Gründe dafür stellte die Reform der Psychiatrie-Enquête von 1975 dar. Diese hatte das Ziel, die zum damaligen Zeitpunkt überwiegend im außerstädtischen Raum und innerhalb großer Landeskrankenhäuser untergebrachte Erkrankte wieder in deren Herkunftsgemeinden zurück zu integrieren. Das heißt, während vor einigen Jahrzehnten chronisch psychisch Erkrankte oft noch jahrelang in Landeskrankenhäusern „beheimatet" wurden, setzte die Politik in den letzten Jahrzehnten eher auf ambulante Versorgung und kürzere stationäre Behandlungen. Die mit dem Bettenabbau notwendig werdenden alternativen ambulanten Behandlungsmöglichkeiten wurden jedoch speziell für schwerer erkrankte Personen nur unzureichend ausgeweitet. Aufgrund von Veränderungen in den Sozialgesetzbüchern sowie Verantwortlichkeiten von Kostenträgern besteht mittlerweile eine stark sektorisierte Versorgungslandschaft, welche in Zusammenwirkung mit zunehmender Verknappung ambulanter Behandlungsressourcen zur Diagnostik und Behandlung psychiatrischer Erkrankungen eine strukturelle Versorgungsproblematik mit sich bringt (Bramesfeld 2023).

1.11 Ebenen der Versorgungsproblematik

In den letzten Jahren war ein deutlicher Anstieg psychiatrischer Notfälle zu verzeichnen, sodass fundierte Kenntnisse über psychische Erkrankungen und entsprechende Fertigkeiten in Einschätzung und Umgang mit Betroffenen von erheblicher Relevanz für im Gesundheitswesen tätige Personen sind (Pajonk 2001). Da die präklinische Notfallversorgung psychisch erkrankter Personen häufig auf der Grundlage unzureichender Informationen, unter Annahme möglicher Gefährdungsaspekte sowie mit beschränkten zeitlichen Ressourcen erfolgt, stellt der bei den beteiligten Strukturen entstehende Druck ein Versorgungshindernis dar. Mitunter fällt es akut psychisch Erkrankten schwer, bei sich eine Behandlungsbedürftigkeit zu erkennen, sodass Erstversorger sich auch mit juristischen Themen wie Freiwilligkeit und entsprechenden Rechtsgrundlagen auseinandersetzen müssen. Es ist damit zu rechnen, dass eine Versorgung von der betroffenen Person aufgrund krankheitsbedingter Wahrnehmung abgelehnt wird. Außerdem muss der Schutz eingesetzter Hilfskräfte berücksichtigt werden. Diese und weitere Umstände geben Anlass, auf eine Befähigung der handelnden Strukturen hinzuarbeiten, um neben einer qualitativ hochwertigen auch eine möglichst sichere Notfallversorgung psychisch erkrankter Personen, aber auch für die handelnden professionellen Kräfte zu ermöglichen.

1.12 Gesellschaft und psychische Erkrankungen

Trotz der deutlichen Verbesserung der psychiatrischen Versorgungsmöglichkeiten sowie der zunehmenden gesellschaftlichen Wahrnehmung einzelner psychischer Erkrankungen in den letzten Jahrzehnten erfahren gerade schwer erkrankte Personen weiterhin Ausgrenzung und einen erschwerten Zugang zum Hilfesystem. Andererseits werden Personen mittlerweile niedrigschwellig gegen ihren Willen in psychiatrische Kliniken eingewiesen, da störende Verhaltensweisen aus ordnungspolitischer Sichtweise scheinbar nicht anders adressiert werden können. Letztlich findet teilweise eine zunehmende Pathologisierung von Verhaltensweisen statt, die jedoch mit einer psychischen Erkrankung im engeren Sinne häufig nicht in Einklang zu bringen sind. So muss die Frage gestellt werden, ob nicht alternative Hilfestrukturen niedrigschwelligen Zugang liefern sollten, anstatt Personen ohne echten psychiatrischen Hilfebedarf kurzerhand in psychiatrische Kliniken zu verbringen (Schöttle 2023). Wohnungslose Personen weisen mit einem Anteil von bis zu 77% eine psychische Erkrankung auf (Schreiter 2017). Ein noch höherer Anteil an psychischen Erkrankungen findet sich bei inhaftierten Personen. Die Zahlen inhaftierter Personen steigen seit Jahren ebenso wie die Anzahl forensisch-psychiatrischer Unterbringungen stetig an.

1.13 Fehlende Kenntnis von Hilfestrukturen

Einige der aufgeführten Entwicklungen haben dazu geführt, dass die Initialversorgung psychiatrischer Erkrankungen vermehrt im präklinischen Setting durch Rettungswesen bzw. Notärzte, durch mehr oder minder interdisziplinäre Notaufnahmen oder den allgemein- bzw. hausärztlich niedergelassenen Bereich erfolgt (Sieber 2020). Tatsächlich wird der Großteil der Personen mit psychischen Erkrankungen von niedergelassenen Allgemeinmedizinern oder internistischen Fachärzten behandelt (Gaebel 2013). Der zielgerichtete und angemessene Umgang mit psychiatrischen Notfällen stellt also an alle in der Versorgung beteiligten Strukturen und Institutionen hohe Anforderungen. Die individuell beste Versorgung psychischer Erkrankungen findet nicht immer im stationären Sektor statt, Unterstützung kann auch durch nicht-stationäre Hilfesysteme geleistet werden (s. Kap. 9). Die Kenntnis der Strukturen regionaler Hilfesysteme ist daher von Vorteil.

1.14 Risiko für Helfende

Das Phänomen des Second-Victim bzw. der sekundären Traumatisierung hat im Kontext der Arbeit im Gesundheitssektor im Laufe der Covid-Pandemie an gesellschaftlicher Wahrnehmung gewonnen (Strametz 2020). Angesichts belastender Einsätze besteht bei „helfenden Berufen" im Gesundheitswesen, bei Feuerwehr oder der Polizei ein erhöhtes Risiko für das Auftreten von Traumafolgestörungen bei Hilfskräften (Schulten 2020). Hier bedarf es gezielter Strukturen, um Risiken zu identifizieren, entsprechende Interventionsansätze herauszubilden und Störungen bei Betroffenen zu erkennen. Zudem müssen Kontakt- und Anlaufstellen für betroffene Hilfskräfte etabliert werden. Gute und sichere Versorgung von Patienten beginnt mit einer hinreichend qualifizierten Ausbildung der beteiligten Hilfskräfte.

1.15 Ziel des Titels

Die Autoren sind der Überzeugung, dass mit einer fundierten Befähigung im Umgang mit psychischen Erkrankungen sowohl die Behandlungsabläufe für betroffene Personen als auch die Prozessabläufe für beteiligte Professionen erheblich verbessert werden können. Den Autoren ist durchaus klar, dass aufgrund der mitunter erheblichen regionalen Unterschiede einzelner Versorgungssysteme die Entwicklung einer pauschalen Verfahrensweise für den Umgang mit psychisch erkrankten Personen ein unrealistisches Ziel darstellt. Vielmehr geht es darum, die gemeinsamen Schnittstellen und das Ineinandergreifen einzelner Maßnahmen sowie die verschiedenen Verantwortlichkeiten der beteiligten Kräfte auszuleuchten und unter konstruktiven Aspekten zu hinterfragen, um ein besseres Verständnis für die Prozessgestaltung entwickeln und letztlich mehr Handlungssicherheit herzustellen zu können. Die Autoren beschäftigen sich seit vielen Jahren mit psychischen Ausnahmezuständen betroffener Personen sowie deren Implikationen im präklinischen und klinischen Setting und wollen mit dem Titel zur transparenten Wissensvermittlung und praktischer Qualifikation von Einsatzkräften beitragen.

2 Differentialdiagnostik und Evaluation psychiatrischer Notfälle

Deborah Scholz-Hehn und Simon Kurzhals

2.1 Diagnostische Limitationen

Unübersichtliche Situation, unklare Informationslage, unzureichend stabiler Kontakt zum Patienten; psychiatrische Notfallsituationen können die Zugangs- und Handlungsmöglichkeiten derart erschweren, dass diagnostische Zuordnung sowie gezielte Befunderhebung deutlichen Limitationen unterliegen. Weitere Gründe für erschwerte Untersuchungsbedingungen sind in Tabelle 1 aufgeführt. Das Vorliegen einer psychischen Erkrankung kann dazu führen, dass eine gezielte und symptomorientierte Untersuchung mitunter unmöglich werden kann. Umso wichtiger erscheint daher die Notwendigkeit der Evaluation einer möglicherweise zugrundeliegenden organischen Erkrankung als Genese psychiatrischer Symptomatik (Pajonk 2005).

Tab. 1 Unterschiedliche Untersuchungsbedingungen

optimale Umstände	Umstände im Notfallsetting
zeitliche Ressourcen, Möglichkeit zur Reflexion	Zeitdruck
konsiliarische Beratung, Fremdanamnese	ungenügender Informationsstand
geordnete Kommunikation mit Patienten	Ablehnung, Aggressivität oder Verkennung
leitliniengerechte Behandlung, SOP	individueller Fall, Güterabwägung
entscheidungsfähige Patienten	Entscheidungsfähigkeit eingeschränkt

2.2 Verhaltensbeobachtung

Die Objektivierung psychopathologischer Auffälligkeiten stellt gerade im präklinischen Setting eine Herausforderung dar. Die häufig akute Symptomatik und ein oftmals nicht optimales Umfeld zur Anamneseerhebung stellen bereits erhebliche Einschränkungen der Untersuchungsbedingungen dar. Berücksichtigt werden muss zudem, dass es manchen Personen nicht möglich ist, schlüssige Angaben zu machen, was eine gezielte und systematische Befundung der Psychopathologie zusätzlich erschwert. Daher kann eine Verhaltensbeobachtung mitunter eine relevante zusätzliche Informationsquelle zur Abwägung von gefährdenden Aspekten darstellen. Relevante Fragestellungen für die weitere Vorgehensweise können sein:

- Kann eine Exploration der betroffenen Person erfolgen?
- Ist die Kontaktfähigkeit beeinträchtigt? (lässt sich auf ein Gespräch ein, nimmt Blickkontakt auf oder ignoriert eintreffendes Rettungspersonal)
- Wie verhält sich die betroffene Person bei Ansprache? (reagiert kaum, nimmt Blickkontakt auf, ist dann aber schnell wieder abgelenkt, nimmt Kontaktangebot dankbar und freundlich an ...)
- Womit beschäftigt sich die betroffene Person zum aktuellen Zeitpunkt? (gedanklich mit einem Thema beschäftigt, Angst vor etwas ...)
- Bestehen Anzeichen für Eigen- oder Fremdgefährdung? (Selbstverletzung, ausgesprochene Drohungen, Abschiedsbrief ...)

2.3 Fremdanamnese

Fremdanamnestischen Angaben kommt bei psychiatrischen Symptomen eine besondere Bedeutung zu, da betroffene Personen mitunter nicht in der Lage sind, eine klare, detaillierte Anamnese abzugeben. Angaben von Angehörigen, nahestehenden Personen oder Vorbehandelnden sind ein unverzichtbarer Baustein der Anamnese (Sood 2009). Der Realitätsbezug betroffener Personen kann derart beeinträchtigt sein, dass valide Informationen durch Eigenanamnese allein nicht zu erhalten sind. Wichtige fremdanamnestische Informationen sind zum Beispiel, seit wann Auffälligkeiten bestehen, ob diese im zeitlichen Zusammenhang mit bestimmten äußeren belastenden Umständen aufgetreten sind oder ob eine psychische Erkrankung bereits bekannt ist.

2.4 Psychopathologischer Befund

Die Erhebung des psychopathologischen Befundes erfolgt beschreibend und hat die Erfassung von Erleben und Verhalten zum Ziel, um Auffälligkeiten auf Symptomebene möglichst objektiv abzubilden. Eine Objektivierung psychopathologischer Auffälligkeiten ist gerade für nicht psychiatrisch tätige Professionelle im Gesundheitswesen oftmals nicht ohne weiteres möglich. Jedoch ist es auch im präklinischen Setting sinnvoll, Zustandsbilder anhand der Psychopathologie zu beschreiben und diese syndromal benennen zu können. So können diagnostische Einschätzungen schneller ermöglicht werden. Zudem wird der Informationsfluss im Rahmen von Übergaben erleichtert.

2.5 Das AMDP-System

Mithilfe des AMDP-Systems lässt sich der psychopathologische Befund strukturiert erfassen und dokumentieren. Das von der Arbeitsgemeinschaft für Methodik und Dokumentation in der Psychiatrie erarbeitete System besteht aus einem Manual, welches psychopathologische Symptome aufführt und Ratingbögen für die Dokumentation psychischer und somatischer Symptome beinhaltet (Stieglitz 2017). Bei der ausführlichen Erhebung des psychopathologischen Befundes lassen sich so 100 Einzelsymptome des psychischen und 40 Einzelsymptome des somatischen Befundes beschreiben. Entsprechend der eingeschränkten zeitlichen Ressourcen im psychiatrischen Notfall wird anhand der Ausführlichkeit des AMDP deutlich, dass die Anwendung zur Befunderhebung im präklinischen Setting zeitlich weder sinnvoll noch umsetzbar ist. Dennoch erleichtert die Kenntnis des Befundungssystems das Erfassen psychiatrisch relevanter Symptome und ermöglicht es so, Zustandsbilder gezielt zu beschreiben und sich einer syndromalen Zuordnung zu nähern. Ausgewählte Symptome können auszugsweise der folgenden Auflistung entnommen werden.

- **Bewusstseinsstörungen:** Verminderung, Einengung oder Verschiebung des Bewusstseins
- **Orientierungsstörungen:** Orientierung zu Zeit, Ort, Situation und eigener Person
- **Aufmerksamkeits- und Gedächtnisstörungen:** Konzentrations- und Auffassungsstörungen
- **Wahn:** Wahngedanken, Beziehungswahn, Beeinträchtigungs- und Verfolgungswahn, Größenwahn
- **Sinnestäuschungen:** Akustische und optische Halluzinationen, Illusionen
- **Formale Denkstörungen:** Verlangsamt, Eingeengt, Weitschweifig, Zerfahren, Ideenflüchtig
- **Antriebsstörungen, Störung der Psychomotorik:** Antriebshemmung oder -steigerung, Anspannung, Katatonie
- **Ich-Störungen:** Derealisations- und Depersonalisationerleben, Gedankeneingebung
- **Affektstörungen:** Deprimiert, Hoffnungslos, Ängstlich, Euphorisch, Gereiztheit, Verflachung
- **andere Störungen:** Sozialer Rückzug, Fehlendes Krankheitsgefühl, Suizidalität

2.6 Medical Clearing

Der umstrittene Begriff des Medical Clearing beschreibt einen diagnostischen Vorgang, welcher sicherstellen soll, dass einer psychischen Erkrankung keine somatische Ursache zugrunde liegt (Beerhorst 2012). Letztlich unterliegt jedoch jede medizinische Untersuchung ihren Limitationen, da Screeninguntersuchung nicht darauf ausgelegt sind, alle denkbar bestehenden und möglicherweise gleichzeitig vorliegenden Erkrankungen zu erkennen.

> *Jegliche bestehende Psychopathologie kann neben verschiedenen psychischen Erkrankungen durch organische Erkrankungen bedingt sein.*

2.7 Medical Mimics

Viele somatische Erkrankungen können psychiatrische Symptome auslösen (s. Tab. 2). Orientierungs- und Merkfähigkeitsstörungen können im Rahmen eines Delirs oder Konzentrationsstörungen und Verwirrtheit bei Elektrolytstörungen auftreten (McKee 2016), auch im Rahmen von Intoxikationen entwickeln sich häufig psychiatrische Symptome (Testa 2013). Daher ist unter Notfallbedingungen eine Anamnese, körperliche Untersuchung sowie Messung der Vitalparameter unabdingbar, insofern es Sicherheitsbelange und das Verhalten von betroffenen Personen zulassen. Da psychiatrische Fachkliniken oftmals unzureichende Möglichkeiten der Überwachung und Behandlung akuter somatischer Erkrankungsbilder haben, sollte bereits präklinisch eine erste Einschätzung einer möglicherweise zugrundeliegenden körperlichen Ursache erfolgen.

Fallbeispiel

Der Rettungsdienst wird zu einer verhaltensauffälligen 63-jährigen Frau gerufen. Der Ehemann berichtet, dass seine Frau sich in den letzten Tagen zunehmend aggressiv zeige. Heute sei sie ins Treppenhaus des Mehrfamilienhauses gelaufen und habe sich nackt ausgezogen. Nachdem sie sich entkleidet hatte, lief sie auf die Straße und versuchte, Fahrzeuge anzuhalten. Sie verhalte sich zunehmend sexuell enthemmt und äußere sich obszön, was für seine Frau vollkommen untypisch sei. Eine psychische Erkrankung habe bisher nie bestanden. Laut Ehemann sei die Frau vor kurzem aus der Klinik entlassen worden, wo aufgrund der Erstdiagnose einer COPD eine Behandlung mit Kortison initiiert wurde. Bereits im Rahmen der stationären Behandlung sei gereiztes Verhalten bei seiner Frau beobachtet worden.

Tab. 2 Auswahl psychiatrischer Symptome und mögliche somatische Ursachen

psychiatrische Auffälligkeit	mögliche somatische Erkrankung
Verwirrtheit, Verlangsamung	Hyponatriämie, Hypoglykämie, akutes Nierenversagen
Antriebsminderung, depressives Bild	subdurales Hämatom, Hypothyreose
psychotische Symptome	Enzephalitis, Epilepsie, Medikamente (Fluorchinolone, Kortisonpräparate, ...)
Halluzinationen, Verkennen der Situation, Desorientierung	Delir bei fieberhaftem Infekt, Vitaminmangel, Enzephalopathie

Tab. 3 Mögliche Ursachen einer Katatonie

psychiatrisch	Schizophrenie, affektive Störung, PTBS
infektiologisch	virale oder bakterielle Enzephalitis, Tuberkulose, Neurosyphillis, HIV
metabolisch	Niereninsuffizienz, Leberinsuffizienz, Hyponatriämie
neurologisch	Hirnstammischämie, Autoimmunenzephalitis, Epilepsie
medikamentös	Intoxikation, Antipsychotika, Antikonvulsiva

2.8 EXKURS: Katatonie

Die Katatonie wird psychopathologisch der Psychomotorik zugeordnet und äußert sich neben unzureichender Reaktion auf Ansprache durch herabgesetzte Beweglichkeit, Haltungs- und Verhaltensstereotypen oder psychomotorische Erregungszustände, die aufgrund der Möglichkeit somato-vegetativer Komplikationen wie konsekutiven Flüssigkeitsmangel, Blutdruck- und Herzfrequenzanstieg, Rhabdomyolyse und akuter Niereninsuffizienz einen gut behandelbaren Notfall darstellt. Anders als bis weit ins 20. Jahrhundert angenommen, stellt die Katatonie kein ausschließlich psychiatrisches Syndrom dar, es kann sich auch um den Ausdruck einer somatischen Erkrankung handeln, welche aufgrund unterschiedlicher Ursachen auftreten kann (s. Tab. 3), deren Grundlage medizinisch abgeklärt und dann sowohl kausal oder eben symptomatisch behandelt werden muss. Ähnlich dem deliranten Syndrom werden katatone Symptome, die in gradueller Intensität vorliegen können, häufig übersehen und nicht im hinreichenden Maß behandelt. Es wird davon ausgegangen, dass die Prävalenz katatoner Symptome bei stationär behandelten Personen bei 5–18% liegt, in Notaufnahmen sogar noch höher (Jaimes-Albornoz 2012).

2.9 Behandlungsbereitschaft

Inwieweit betroffene Personen eine wirksame Erklärung zur Bereitschaft der Behandlung abgeben können, ist von Faktoren wie Schwere der Erkrankung oder auch der bestehenden Einsichtsfähigkeit abhängig. Die gesetzlichen Regelungen des Psychisch-Kranken-Gesetzes erlauben als letztes Mittel eine Unterbringung gegen den geäußerten Willen von Betroffenen, insofern eine schwere psychische Erkrankung und eine entsprechende Gefährdungskonstellation vorliegt (Bohnert 2000).

2.10 Eigen- und Fremdgefährdung

Psychische Erkrankungen können mit einer vitalen Gefährdung für die betroffene Person einhergehen. Anders als bei körperlichen Erkrankungen können jedoch auch andere Personen durch krankheitsbedingte Verhaltensweisen gefährdet sein. Daher ist in jedem Fall eine gezielte Exploration suizidaler Denk- und Verhaltensweisen notwendig, um sowohl bei Betroffenen eine Entlastung erzielen zu können als auch eine Risikoeinschätzung vornehmen zu können (s. Tab. 4) Ein psychotisches Syndrom kann sich beispielsweise in Form von Wahnerleben oder Halluzinationen, jedoch auch mit psychomotorischen Phänomenen wie Erregung oder Katatonie äußern. Die

Tab. 4 Ausgewählte Faktoren für gewalttätige oder suizidale Verhaltensweisen

Risikofaktoren Gewalt	Risikofaktoren Suizid
▪ vorbekannte Gewalttätigkeit	▪ Suizid in Anamnese oder Familie
▪ psychische Erkrankung	▪ psychische Erkrankung
▪ junges Alter, männliches Geschlecht	▪ höheres Alter, männliches Geschlecht
▪ Verfügbarkeit von Waffen	▪ körperliche Erkrankung, Schmerzen
▪ Substanzmissbrauch	▪ Diskriminierung, Randgruppe
▪ Impulsivität	▪ Krieg, Flucht, Naturkatastrophen

Symptomatik kann zu irrationalen Handlungen und aggressiven Verhaltensweisen führen. Auch Intoxikationen mit psychoaktiven Substanzen haben Einfluss auf Wahrnehmung, Verhalten sowie auf Einsichts- und Entscheidungsfähigkeit betroffener Personen.

2.11 Risikobewertung

Bei der Untersuchung und Behandlung psychiatrisch erkrankter Personen ist eine möglichst sichere Durchführung einer Risikobewertung vorzunehmen. Die gezielte Identifikation suizidaler, psychotischer, deliranter oder aggressiver Verhaltensweisen nimmt bei der Diagnostik einen hohen Stellenwert ein. Mittels der Berücksichtigung einzelner Faktoren kann so im präklinischen Setting eine Risikoevaluation erfolgen, die es sowohl den betroffenen Personen als auch den involvierten Rettungskräften erlaubt, die geplante Behandlung sicher zu durchlaufen. Strukturierte Risikobewertung kann zur Verringerung von Gewalt und Zwang führen (Abderhalden 2017). Trotzdem können Maßnahmen, die für einen kurzen Zeitraum sinnvoll erscheinen, auf lange Sicht zum Nachteil von betroffenen Personen führen. Wie beispielsweise allzu lange oder häufige Krankenhausbehandlungen betroffener Personen, für die es im ambulanten Setting keine passenden Hilfsangebote gibt. In manchen Fällen besteht ein mehr oder minder ausgeprägtes chronisches Risiko für vitale Bedrohung bei betroffenen Personen, welches für sich genommen nicht immer für einen akuten Handlungsbedarf i.S. einer stationären Behandlung oder Unterbringung spricht (z.B. dauerhaft vorhandene Suizidgedanken ohne konkrete Handlungstendenzen).

2.12 Indikation zur stationären Behandlung und zum Notarzteinsatz

Verhaltensweisen psychisch erkrankter Personen unterliegen oftmals einer eigenen Dynamik, sodass sich während eines Einsatzes im präklinischen Rahmen unter anderem wechselnde anamnestische Angaben ergeben können. Angaben können sowohl von betroffenen Personen als auch von Dritten stammen, was wiederum die Einschätzung einer stationären Behandlungsindikation erschweren kann. Ob Personen im Rahmen einer psychischen Erkrankung eine freiwillige Behandlung in Anspruch nehmen, ist von verschiedenen Faktoren abhängig. Unter anderem von Art, Dauer und Schweregrad der jeweiligen Erkrankung, jedoch auch von persönlichen oder motivationalen Aspekten. Besteht auf dem Boden einer psychischen Erkrankung eine direkte Gefährdung der Betroffenen oder anderer Personen, oder kann die be-

Tab. 5 Einschätzung der Notwendigkeit notärztlicher Behandlung (adaptiert nach S2k-Leitlinie)

keine (dringliche) Notarztindikation	Notarztindikation
■ Suizidgedanken ohne konkrete Pläne ■ Verwirrtheit ■ Angst und Panik ■ akute Belastungsreaktionen ■ leichte Intoxikationen wacher Patienten ■ Entzugssyndrome ohne Delir	■ erfolgter Suizidversuch oder konkrete Suizidabsichten ■ hochgradiger Erregungszustand ■ Aggressivität oder Gewalttätigkeit ■ konkrete Fremdtötungs- oder Verletzungsabsichten ■ schwere Intoxikation, insbes. mit Vigilanzminderung ■ Delir

troffene Person aufgrund der psychischen Symptome keine Verantwortung für ihr eigenes Handeln übernehmen, ist eine zwingende Indikation zur stationären psychiatrischen Behandlung gegeben. Zu der Frage, ob ein Notarzt anzufordern ist, soll Tabelle 5 als Entscheidungshilfe dienen.

2.13 Behandlungs- und Transportpflicht

Grundsätzlich besteht bei medizinischen Notfällen eine rettungsdienstliche bzw. notärztliche Behandlungspflicht, jedoch nicht zwingend eine Transportpflicht. Die Ablehnung eines Transports in eine Klinik durch betroffene Personen kommt ebenso wie die Ablehnung des Transports durch Rettungspersonal oder Notärzte regelmäßig vor, bedarf jedoch immer einer genauen Exploration, Untersuchung und Dokumentation. Liegt beispielsweise kein medizinischer Notfall vor und handelt es sich um eine einwilligungsfähige Person, so kann auf der Grundlage der Untersuchung ein Transport in eine Klinik ausbleiben. Anders verhält es sich bei Personen, die eine eingeschränkte Einwilligungsfähigkeit aufweisen und eine adäquate Versorgung lediglich in einer Klinik sichergestellt werden kann. An diesem Punkt berühren sich verschiedene Rechtsbegriffe, so unter anderem auch die Garantenpflicht. Praktisch gesehen erscheint es nachvollziehbar, dass zur Umgehung möglicher juristischer Auseinandersetzungen mitunter auch bei Bagatellfällen ein Transport in die Klinik initiiert wird. Bei jeglicher Form der Transportverweigerung sollte eine gründliche Dokumentation der Symptome, Angaben und Umstände sowie der Einwilligungsfähigkeit erfolgen. An dieser Stelle sei auf die jeweils landesrechtlichen Regelungen verwiesen.

Eine Transportpflicht ist immer gegeben, wenn es sich um einen medizinischen Notfall handelt!

3 Klinik psychiatrischer Syndrome

Deborah Scholz-Hehn und Simon Kurzhals

3.1 Das psychotische Syndrom im präklinischen Setting

Psychotische Störungen weisen eine Lebenszeitprävalenz von etwa 3% auf (Perälä 2007). Unter psychotischen Störungen werden sowohl substanzinduzierte als auch affektive und organische Psychosen sowie Schizophrenien zusammengefasst. Psychosen äußern sich vorwiegend durch eine Störung des Denkens und der Wahrnehmung. Die Schizophrenie als chronische Form der Psychose stellt mit einer Lebenszeitprävalenz von 1% den Großteil der psychotischen Störungen dar. Es handelt sich um eine erheblich einschränkende als auch kostenintensive Erkrankung, die häufig erst verzögert mit einem Vorlauf von mehreren Jahren identifiziert und dementsprechend zu einem relativ späten Zeitpunkt behandelt wird. Aus diesen und weiteren Gründen kommt der Früherkennung psychotischer Störungen eine besondere Rolle zu, über die möglichst früh eine Behandlung eingeleitet werden kann, um eine Chronifizierung psychotischer Symptome zu verhindern (Trimmel 2023).

3.1.1 EXKURS: Wahn

Wahn beschreibt eine Wahrnehmung, die auf einer subjektiven Fehlbeurteilung der Realität beruht und an der betroffene Personen mit absoluter Gewissheit festhalten. Der Wahn wird den inhaltlichen Denkstörungen zugerechnet und weist folgende Merkmale auf.

- **Unvereinbarkeit mit der Realität**: Das heißt, das Erleben lässt sich nach rationaler Wahrnehmung nicht mit der Realität in Einklang bringen

- **Unkorrigierbarkeit**: Der Wahn lässt sich auf argumentativer Basis nicht korrigieren
- **Unwiderlegbarkeit**: Selbst das Vorlegen von Beweisen kann den Wahn nicht widerlegen

Wahnhaftes Erleben unterliegt einer individuellen Dynamik. Es kann sich um einzelne, „ausgestanzte" Wahrnehmungen handeln, wie beispielsweise, dass eine Person angibt, immer wieder von fremden Personen bestohlen zu werden. Oder es kann zu einer systematischen Ausbreitung wahnhafter Denkinhalte kommen, sodass sich ein ganzes Wahngerüst entwickelt. Außerdem können sich unterschiedliche Wahntypen ausbilden (s. Tab. 6).

3.1.2 Klinik

Am häufigsten äußert sich ein psychotisches Syndrom durch Wahnvorstellungen, Halluzinationen oder formalen Denkstörungen, die von ängstlichem Erleben oder Erregung begleitet werden können. Halluzination und Wahn werden auch als Positivsymptome bezeichnet, während Auffälligkeiten wie Apathie, Denkverarmung und Adynamie als Negativsymptome beschrieben werden. Wahnhaftes Erleben kann in Abhängigkeit der Erkrankungsschwere bis zum Realitätsverlust führen und handlungsleitend werden. Das bedeutet, dass betroffene Personen ihre Handlungen nach wahnhaften Denkinhalten ausrichten und über keine kritische Realitätswahrnehmung mehr verfügen. Das Risiko, dass sich Betroffene aufgrund wahnhafter Verkennung gefährdend gegenüber Dritten verhalten, kann dabei ebenso bestehen wie ein erhöhtes Eigengefährdungs- oder auch Suizidrisiko.
Schizophrenien können sich sehr unterschiedlich äußern und sich in den Symptomen stark unterscheiden. Anhand des ICD-Klassifikationssystems wird die Schizophrenie in verschiedene Untergruppen unterteilt. Die Zuteilung richtet sich nach der im Vordergrund stehenden Symptomatik. So kann unter anderem ein paranoider oder katatoner Subtyp der Schizophrenie vorliegen. Um eine Schizophrenie diagnostizieren zu können, muss die Symptomatik mindestens für einen Zeitraum von einem Monat bestehen.

Tab. 6 Auswahl verschiedener Wahntypen

Wahn-Typ	Beispiel
Beziehungswahn	„Alles bezieht sich auf mich. Gestern kam im Fernsehen ein Beitrag über die Osterinseln, das war natürlich eine Botschaft an mich."
Größenwahn	„Mir ist klar geworden, dass ich zu Größerem gesandt worden bin, ich kann sogar die Mitpatienten heilen!"
Verfolgungswahn	„Bitte sprechen Sie leise, die anderen sind hinter mir her. Ich habe schon mein Handy und meine SIM-Karte entsorgt, aber sie finden mich immer wieder."
Beobachtungs- und Beeinträchtigungswahn	„Die sehen mich, egal, was ich mache. Die Kameras sind so klein, kein Wunder, dass niemand sie finden kann."

3.1.3 Differentialdiagnostik

Psychotische Denk- und Verhaltensweisen können aufgrund einer Vielzahl an Erkrankungen auftreten. Psychotische Symptome treten jedoch am häufigsten bei schizophrenen Erkrankungen oder im Rahmen von Intoxikationen auf. Zudem können bei organischen Prozessen, entzündlichen, neurodegenerativen oder metabolischen Ursachen psychotische Symptome auftreten.

3.1.4 Behandlung

Die Behandlung psychotischer Syndrome zielt zunächst auf die möglichst schnelle Symptomreduktion ab, sodass in Abhängigkeit der Symptomschwere antipsychotisch wirksame Medikamente eingesetzt werden. Abhängig von der Genese der psychotischen Symptomatik ist zu evaluieren, für welchen Zeitraum eine antipsychotische Medikation sinnvoll erscheint.

Fallbeispiel

Der Rettungsdienst wird durch die Polizei zu einer 21 Jahre alten Frau gerufen. Auf die Beamten wirkt die Frau verwirrt und aggressiv. Die Frau verbarrikadiert sich mit einem Messer in ihrem Auto vor der mütterlichen Wohnung und weigert sich, aus dem Fahrzeug auszusteigen. Die anwesende Mutter berichtet, dass Ihre Tochter in den letzten Wochen mehrfach angegeben habe, dass ihr von einem Dozenten in der Universität ein Chip implantiert worden sei, um sie zu kontrollieren. An ihr seien zudem Untersuchungen durch den Dozenten durchgeführt worden. Sie sei außerdem durch den Chip dazu gebracht worden, sich in der Vorlesung zu entkleiden. Letztlich gibt die Frau nach längeren deeskalierenden Bemühungen das Messer ab und lässt sich in die nächstgelegene psychiatrische Klinik bringen.

Psychopathologie kompakt

- *inkohärentes und ungeordnetes Denken, Misstrauen, Gereiztheit*
- *Verfolgungs-, Beziehungs- oder Größenwahn, akustische Halluzinationen*
- *motorische Auffälligkeiten mit raptusartiger Erregung oder katatonen Symptomen*

Vorgehen im Notfall

- **Hilfs- und Unterstützungsangebot unterbreiten**
- **klare Kommunikation, möglichst wenig Konfrontation suchen oder Druck ausüben**
- **geäußerte Wahnsymptome anerkennen und nicht als Einbildung bezeichnen (s. Tab. 7)**

Tab. 7 Interaktionsvorgehen bei psychotischer Symptomatik

vermeiden	alternatives Vorgehen
„Das ist ja total verrückt, was Sie mir da erzählen! Merken Sie das nicht selbst?“	„Was Sie mir erzählen, hört sich belastend an. Lassen Sie uns in die Klinik fahren und schauen, was man dort für Sie tun kann!“

Einer psychotischen Exazerbation im Rahmen einer Schizophrenie gehen mitunter mehrjährige sogenannte Prodromalphasen voraus, wo psychotische Symptome noch nicht vollends ausgebildet sind und betroffene Personen sich teils von wahnhafter Wahrnehmung distanzieren können. Je früher eine Behandlung aufgenommen wird, desto besser wirkt sich diese auf das Funktionsniveau der betroffenen Personen aus.

3.2 Das manische Syndrom im präklinischen Setting

Die Manie gehört zu den phasenweise verlaufenden affektiven Störungen, ist also eine Störung des Gefühlserlebens, der Emotionalität und des Antriebs. Manische Syndrome treten überwiegend im Rahmen einer bipolaren Störung auf. Bei einer Lebenszeitprävalenz von etwa 3% für bipolare Störungen liegt die Häufigkeit isolierter manischer Störungen zwischen 0,2 und 0,4% (Kessler 1994). Die Manie tritt am häufigsten zwischen dem 20. und 30. Lebensjahr auf und zeigt keine geschlechtsspezifischen Unterschiede (Moreira 2017).

3.2.1 Klinik

Eine Manie kann sich durch unangemessen euphorische, leicht irritierbare oder gereizte Stimmung auszeichnen. Oftmals besteht eine physische Rast- und Ruhelosigkeit, was sich unter anderem in übermäßig geschäftiger Aktivität und beschleunigter Sprache zeigt. Das Denken ist flüchtig und assoziativ gelockert, es besteht eine herabgesetzte Aufmerksamkeits- und Konzentrationsfähigkeit. Betroffene Personen wirken häufig „aufgezogen“, ständig abgelenkt und antriebsgesteigert. Sie zeigen ein vermindertes Ruhe- und Schlafbedürfnis und können neben überhöhter Selbsteinschätzung bis hin zum Gefühl der Grandiosität ein herabgesetztes kritisches Bewusstsein der Realität aufweisen. Das Sozial- und Interaktionsverhalten kann verändert sein und es kann zu Distanzlosigkeit, Enthemmung oder auch herablassenden Verhaltensweisen gegenüber Mitmenschen kommen. Zudem kann bei erhöhter Risikobereitschaft eine verminderte Gefahrenwahrnehmung bestehen, beispielsweise beim Führen von Fahrzeugen oder der fehlenden Beachtung von Verboten. Häufig fällt eine unkritische Verwendung finanzieller Mittel auf. Da die Stimmung von Betroffenen sehr schnell umschlagen kann, besteht ein erhöhtes Suizidrisiko.

Eine Manie lässt sich anhand des ICD-11-Systems in 3 Schweregrade einteilen (ICD-11 for Mortality and Morbidity Statistics https://icd.who.int/en). Es wird unterschieden, ob es sich um eine hypomane, manische oder manisch-psychotische Symptomatik handelt. Die Hypomanie zeigt verhältnismäßig schwächer ausgeprägte Symptome im Vergleich zur Manie, wie eine leicht gehobene Stimmung, gesteigerte Geselligkeit, gesteigerte Leistungsfähigkeit und Selbstüberschätzung. Oftmals ist es Betroffenen bei einer hypomanen Symptomatik noch möglich, den Anforderungen einer beruflichen Tätigkeit nachkommen zu können. Auch das Sozial- und Kontaktverhalten wird vom Umfeld weitestgehend toleriert. Bestehen neben manischen zusätzlich Verfolgungs-, Größen-, Liebes- oder Beziehungswahn, liegt eine Manie mit psychotischen Symptomen vor. Um eine manische Episode im Rahmen einer bipolaren Störung zu diagnostizieren, wird eine Symptomdauer von mindestens 7 Tagen vorausgesetzt.

3.2.2 Differentialdiagnostik

Eine Behandlung mit Antidepressiva, Stimulanzien oder Glukokortikoiden kann ein manisches Syndrom bedingen. Kokain- oder Amphetaminintoxikationen lassen sich klinisch mitunter schwer von manischen Syndromen zu unterscheiden. Mit Abklingen der Intoxikation bilden sich jedoch die manischen Symptome zurück, sodass diagnostisch von einer substanzinduzierten manischen Störung ausgegangen werden kann. Symptome eines manischen Syndroms können auch im Zusammenhang mit organischen Erkrankungen auftreten wie beispielsweise Infektionen des ZNS, Epilepsien oder autoimmun bedingter Enzephalitiden.

3.2.3 Behandlung

Die Behandlung manischer Syndrome erfolgt überwiegend mit Antipsychotika oder Phasenprophylaktika wie Lithium oder Valproat. In der Regel ist zur Prophylaxe eines manischen Syndroms die längerfristige Einnahme von Psychopharmaka notwendig.

Fallbeispiel

Die Polizei wird zu einem Fitnessstudio gerufen, nachdem sich dort ein 45-jähriger Mann vorgestellt und nach dem Management gefragt hatte. Nach Angaben der Angestellten habe er angegeben, dass er selbstständig als Berater tätig sei und er das Management hinsichtlich der offenbar schlechten Leistungen beraten müsse. Nach mehrfachen erfolglosen Versuchen, den Mann der Einrichtung zu verweisen, versuchte der Mann in die Geschäftsräume des Studios einzudringen, sodass die Polizei hinzugezogen wurde. Auf die Beamten macht der Mann einen verwirrten und aggressiven Eindruck, er redet schnell und teilweise schwer verständlich. Ein Straftatbestand liegt jedoch nicht vor, sodass Notarzt und Rettungsdienst angefordert werden. Im weiteren Verlauf flüchtet der Mann unvorhergesehen vom Einsatzort. Die Person wird einige Stunden später erneut am Fitnessstudio aufgegriffen, der hinzugezogene Notarzt stellt eine erkrankungsbedingte Gefährdung fest. Da die Person sich nicht auf freiwilliger Basis in psychiatrische Behandlung begeben will, wird über die zuständige Ordnungsbehörde eine Unterbringung in einer psychiatrischen Klinik beantragt. Die Person zeigt sich weiterhin uneinsichtig, verweigert den Transport in die Klinik und verhält sich aggressiv gegenüber den Einsatz- und Rettungskräften, sodass zunächst eine medikamentöse Sedierung mit einem Benzodiazepin erfolgt um einen Transport durchführen zu können. Nach Aufnahme in der nächstgelegenen Klinik konnte in Erfahrung gebracht werden, dass bei dem Patienten eine langjährige bipolare Störung besteht und die rezidivprophylaktische Medikation seit mehreren Wochen nicht mehr eingenommen wurde. Nach richterlicher Anhörung ergeht ein Unterbringungsbeschluss über den Zeitraum von 6 Wochen zur Abwendung der aktuellen Gefährdungsaspekte und zur Heilbehandlung.

Psychopathologie kompakt

- *Denk- und Redebeschleunigung*
- *euphorische oder gereizte Stimmung*
- *Antriebssteigerung, Enthemmung oder Aggressivität*
- *suizidale Denkinhalte und Verhaltensweisen*

Vorgehen im Notfall

- **freundliche und bestimmte Kontaktaufnahme, Deeskalierende Gesprächsführung**
- **Einschätzung der Erkrankungsschwere und Gefährdungsanalyse**
- **Behandlungsnotwendigkeit und -bereitschaft prüfen**

Die instabile Konsistenz von Wahrnehmung und Verhalten bei manischen Episoden erschwert die Entwicklung eines Bewusstseins zur Notwendigkeit einer Klinikbehandlung. Daher sind Unterbringungen in psychiatrischen Kliniken häufig.

3.3 Das depressive Syndrom im präklinischen Setting

Depressive Störungen gehören mit einer Lebenszeitprävalenz von über 15% zu den häufigsten psychischen Erkrankungen (s. S3-Leitlinie Nationale Versorgungsleitlinie Unipolare Depression 2022). Frauen erkranken im Verhältnis 2:1 häufiger als Männer (Jacobi 2014). Die Erkrankung tritt in bestimmten Altersgruppen häufiger auf, beispielsweise bei jungen Erwachsenen oder während relevanter biografischer Übergänge wie dem Eintritt in das Renteneintrittsalter. Prinzipiell kann sich eine depressive Störung jedoch über die gesamte Lebenszeit hinweg ausbilden, da neben genetischen, biologischen, biografischen auch weitere Ursachen eine Entstehung depressiver Symptome begünstigen können. Depressive Symptome treten zudem im Rahmen weiterer vorbestehender psychiatrischer Erkrankungen wie Angst- und Traumafolgestörungen, Substanzkonsumstörungen oder Persönlichkeitsstörungen auf.

3.3.1 Klinik

Ein depressives Syndrom zeichnet sich durch Symptome wie Niedergeschlagenheit, Freud- und Interesselosigkeit, Gefühls- und Hoffnungslosigkeit sowie Antriebslosigkeit aus. Zudem können Störungen der Aufmerksamkeit, Konzentration und kogni-

Tab. 8 Unterschiedliche Wahntypen bei depressiver Erkrankung

Wahn-Art	Beispiel
Schuldwahn	„Mir ist wieder mein Auffahrunfall vor 30 Jahren eingefallen. Ich hätte damals bestraft werden sollen. Ich bin selbst schuld an der Erkrankung, die ich nun habe.“
Verarmungswahn	„Wer soll diese Krankenhausbehandlung bezahlen? Meine Krankenkasse sicher nicht. Dann werde ich hohe Schulden haben und obdachlos werden!“
nihilistischer Wahn	„Meine Organe sind tot, auch mein Gehirn arbeitet nicht mehr“, „Ich werde nie wieder gesund, meine Erkrankung ist unheilbar. Ich verwese innerlich!“

tiven Leistungsfähigkeit auftreten, welche bei schwersten Formen mitunter schwer von einer Demenz zu unterscheiden sind. Veränderungen des Appetits können Gewichtsveränderungen, sowohl Zu- als auch Abnahme von Körpergewicht, zur Folge haben. Die Entwicklung pessimistischer Zukunftsperspektiven kann neben Gefühlen von Wertlosigkeit zu suizidalen Denk- und Handlungsweisen führen. Einige, besonders schwer depressiv Erkrankte leiden unter der nicht nachvollziehbaren Überzeugung, verschuldet zu sein, keine ausreichenden finanziellen Mittel zu haben oder sich mit irgendetwas schuldig gemacht zu haben (s. Tab. 8). Man spricht in diesem Fall von einem Verarmungs- oder Schuldwahn. Wahninhalte sind bei depressiven Erkrankungen typischerweise synthym, das heißt, dass die Art des Wahns sich in einer depressiven Färbung ausbildet. Anders verhält es sich beispielsweise bei dem schizophrenen Wahn. Anhand des Klassifikationssystems ICD-11 können depressive Störungen in verschiedene Schweregrade eingeteilt werden. Unterschieden wird so eine leicht-, mittel- oder schwergradige depressive Störung, wahlweise mit oder ohne psychotische Symptome. Unter Berücksichtigung der zeitlichen Kriterien muss die Symptomatik für einen Zeitraum von 2 Wochen bestehen, um eine depressive Episode diagnostizieren zu können.

3.3.2 Differentialdiagnostik

Die organische Ausschlussdiagnostik bei depressiven Störungen bezieht hormonelle Störungen wie eine Hypothyreose oder Vitaminmangelzustände ebenso mit ein wie metabolische oder hirnorganische Ursachen (z.B. subakute Blutungen wie das Subduralhämatom oder Tumore). Auch Autoimmunerkrankungen können depressive Symptome hervorrufen. Zudem können medikamentöse Ursachen wie eine Behandlung mit Kortison oder Zytostatika, jedoch auch abhängigkeitserzeugende Substanzen wie Benzodiazepine oder Alkohol bei längerfristigem Gebrauch depressive Symptome hervorrufen.

Fallbeispiel

Der Rettungsdienst wird von Familienangehörigen zu einer 35-jährigen Frau gerufen. Nach Angaben der Angehörigen verlasse die Frau seit Monaten ihre Wohnung nicht mehr, spreche lediglich vereinzelte Worte und liege teilnahmslos in ihrem Bett. Vormals ausgeübte Aktivitäten wie regelmäßige Treffen mit

Freundinnen habe sie eingestellt, ihre Körperpflege zunehmend vernachlässigt und mehr als 10 kg an Körpergewicht verloren. Zu suizidalen Verhaltensweisen sei es nicht gekommen. Ihre nach dem Studium begonnene Tätigkeit in einer Agentur habe sie seit Monaten nicht mehr aufgesucht. Es sei weder eine ärztliche Behandlung aufgesucht worden, noch sei eine Abmeldung beim Arbeitgeber erfolgt. Nach ergangener fristloser Kündigung sei aufgrund von Überforderung kein Leistungsbezug beantragt worden, sodass zum Zeitpunkt der Vorstellung neben einem schweren depressiven Syndrom kein Versicherungsschutz besteht. Die Frau lässt sich nach anfänglicher Ambivalenz unter Zusammenarbeit der Angehörigen und Rettungskräfte von der Notwendigkeit einer psychiatrischen Behandlung überzeugen und stimmt einer Vorstellung in einer psychiatrischen Klinik zu.

Psychopathologie kompakt

- *Verlangsamung, gedankliche Einengung*
- *Deprimiertheit, herabgesetzte Stimmung, Freudlosigkeit*
- *Herabsetzung des Antriebs, Störung der Psychomotorik*
- *suizidale Denkinhalte und Handlungsimpulse*

Suizidalität spielt bei affektiven Erkrankungen eine große Rolle, sodass eine gezielte Exploration notwendig ist. Besteht neben dem depressiven Syndrom Unruhe, Angst und Anspannung, ist eine vorübergehende und niedrigdosierte Medikation mit einem Benzodiazepin zur Entlastung oftmals hilfreich (CAVE: Erschwerte diagnostische Zuordnung unter Einnahme von Benzodiazepinen).

3.4 Das suizidale Syndrom im präklinischen Setting

Suizidale Syndrome kommen in Zusammenhang mit psychischen Erkrankungen häufig vor und spielen vor allem im präklinischen Kontext eine große Rolle. Suizidale Denkinhalte, Suizidvorhaben und erfolgte Suizidversuche stellen einen häufigen rettungsdienstlichen bzw. notärztlichen Anforderungsgrund dar. Bei dem Großteil der Suizidenten liegt eine psychische Erkrankung vor. Etwa 3/4 der Betroffenen entfällt auf das männliche Geschlecht. Seit den 1980er-Jahren ist die Anzahl vollendeter Suizide in Deutschland deutlich gesunken (Schelhase 2021). Trotz vieler Versuche, Erkenntnisse aus der Forschung einen wirksamen Präventivansatz zu synthetisieren, liegt die Zahl der vollendeten Suizide nun seit Jahren stabil bei etwa 10.000 p.a. mit einem Anstieg im Jahr 2022 (Statistisches Bundesamt 2022). Suizidversuche werden häufiger von Frauen unternommen, die Schätzung liegt im Vergleich zu Suiziden etwa 10–20-mal höher.

3.4.1 Phänomenologie

> „Suizidalität meint die Summe aller Denk- und Verhaltensweisen von Menschen, die in Gedanken, durch aktives Handeln oder passives Unterlassen oder durch Handelnlassen den eigenen Tod anstreben bzw. als mögliches Ergebnis der Handlungen in Kauf nehmen." (Definition nach Wolfersdorf)

Das Phänomen der Suizidalität ist interindividuell und komplex, sodass keine pauschalen Lösungsansätze hinsichtlich Suizidprävention existieren. Der Umstand, dass Suizide aus verschiedenen Motivlagen heraus erfolgen und nicht ausschließlich von psychisch erkrankten Personen durchgeführt werden, zeigt, dass bestimmte Konstellationen oder belastende Faktoren auch für sich allein genommen einen Auslöser für einen Suizidversuch darstellen können. Im psychiatrischen Kontext handelt es sich bei Suizidalität um einen dynamischen Prozess. Das vom deutschen Psychiater Erwin Ringel entwickelte Konzept des präsuizidalen Syndroms beschreibt diesen Prozess als Abfolge von psychischer Einengung, gehemmter und gegen die eigene Person gerichtete Aggression und der Entwicklung von Selbsttötungsfantasien (Ringel 1953). Auch Pöldingers Modell der suizidalen Krise beschreibt eine schrittweise Zuspitzung der Entwicklung mit einer Erwägungs-, Ambivalenz- und Entschlussphase (Pöldinger 1982).

3.4.2 Exploration und Herstellung einer therapeutischen Basis

Das erste Ziel bei der Behandlung suizidaler Personen besteht zunächst in der Herstellung einer gemeinsamen Kommunikationsbasis, um den Betroffenen Verständnis entgegenzubringen und Entlastung in Aussicht stellen zu können. Der hergestellte Kontakt kann so neben der Entwicklung einer Vertrauensbasis auch die Möglichkeit zur Einschätzung der bestehenden suizidalen Gefahr i.S. einer Risikostratifizierung beinhalten. Von besonderer Wichtigkeit ist es, suizidale Äußerungen ernst zu nehmen und genau zu explorieren. Mit der aktiven Exploration suizidaler Denkinhalte werden, entgegen der oftmals bestehenden Befürchtung, keine Suizidimpulse bei Betroffenen hervorgerufen. Vielmehr führt das Ansprechen des Themas Suizidalität oftmals eine deutliche Entlastung betroffener Personen herbei. Praktisch geht

Tab. 9 Interaktionsstrategien bei suizidalen Personen

Vermeiden	Formulierungsvorschlag
■ „Das Leben ist doch so schön!" ■ „Ihre Kinder brauchen Sie doch noch!" ■ „Das wird schon wieder!"	■ „Ich stecke nicht in Ihrer Haut und kann Ihre Situation daher nicht nachvollziehen, aber ich sehe, wie schlecht es Ihnen geht." ■ „Das Leben muss Ihnen momentan unerträglich erscheinen. Ich weiß nicht, was Ihnen jetzt hilft, aber ich glaube, dass wir in der Klinik Ihre Situation etwas leichter machen können."

es im Notfall neben der Einschätzung der suizidalen Gefahr vor allem darum, Zeit zu gewinnen. Zeit, um die Betroffenen für eine alternative Sichtweise der gegenwärtig ausweglos scheinenden Situation gewinnen zu können und eine Distanzierung zu suizidalen Handlungsweisen herzustellen. Die Interaktionsstrategie sollte bevorzugt supportiv und empathisch eingesetzt werden, auf relativierende oder verharmlosende Aussagen soll verzichtet werden (s. Tab. 9). In Abhängigkeit der Ursache von Suizidalität gibt es bei bestehender psychischer Erkrankung wirksame Behandlungsstrategien, um suizidale Gefahr abzuwenden.

Fallbeispiel

Der Rettungsdienst wird zu einem 60-Jährigen gerufen, dessen Ehefrau ihn vor mehreren, teilweise leeren Tablettenschachteln eines freiverkäuflichen Schlafmittels sitzend aufgefunden hat. Der frühberentete Bibliothekar gibt an, er habe nach längerem Überlegen einen ganzen Blister des Medikaments eingenommen, um „endlich mal Ruhe zu haben". Auf behutsame, aber explizite Nachfrage bejaht er, dass ein Todeswunsch bestehe und er eigentlich gehofft habe, „nicht mehr aufzuwachen". Er merke nun aber nur, dass er recht müde sei, was ihn enttäusche. Der Patient ist einer Krankenhausbehandlung gegenüber skeptisch („Was soll das noch bringen?"), lässt sich dann jedoch auf den Transport in die nächstgelegene Klinik ein.

Vorgehen im Notfall

- **authentischer und möglichst wertungsfreier Kontaktaufbau**
- **Verbindlichkeit herstellen**
- **alternative Sichtweisen im Hier und Jetzt anbieten, ohne die empfundene Unerträglichkeit klein zu reden**
- **bei Eigengefährdung und fehlender Distanzierung von den Suizidplänen Unterbringung erwägen.**

Abfragen und thematisieren von Suizidalität ist entlastend. Mit Ansprechen von Suizidalität besteht die Möglichkeit der Bildung einer vertrauensvollen therapeutischen Beziehung. Bis zur Durchführung eines Suizidversuchs besteht bei den betroffenen Personen Ambivalenz. Anti-Suizidpakte bieten sich im präklinischen Notfallsetting nicht an und sollten lediglich vereinbart werden, insofern bereits eine stabile therapeutische Beziehung besteht.

3.5 Das delirante Syndrom im präklinischen Setting

Angesichts der Zunahme multimorbid erkrankter Personen wird das delirante Syndrom auch zukünftig eine häufige Ursache für eine Krankenhausbehandlung darstellen. Die Prävalenz für ein Delir liegt bei 1–2% in der Allgemeinbevölkerung, im Rahmen von Krankenhausbehandlungen liegt die Häufigkeit bei > 65-jährigen Patienten jedoch bei 30–40% und weist unbehandelt eine Mortalität von bis zu 30% auf (Cole 2005). Hinzu kommt, dass ein Delir häufig nicht erkannt wird. Da im Rettungsdienst die diagnostischen Möglichkeiten für die Ursachenzuordnung beschränkt sind, ist zur Diagnosesicherung eine Krankenhausbehandlung oftmals unerlässlich.

3.5.1 Klinik

Das Vollbild eines Delirs äußert sich durch veränderte Vigilanz (Wachheit), Orientierungs-, Gedächtnis- und Merkfähigkeitsstörungen, wahnhafte Verkennung, Irritabilität und Gereiztheit sowie Störungen des Tag-Nacht-Rhythmus und des Antriebs. Ein typisches Kennzeichen des Delirs ist das abrupte Auftreten sowie ein fluktuierend-wechselhafter Verlauf. Das bedeutet, dass eine Person zu einem Zeitpunkt delirante Symptome zeigen kann, die nur wenige Stunden später dann nicht mehr präsent sind und wiederum später erneut auftreten. Klinisch wird das hyperdyname von einem hypodynamen Delir unterschieden. Die hypodyname Verlaufsvariante scheint häufiger vorzuliegen (Petersen 2006; Krewulak 2018). Die hypodyname Symptomatik zeigt sich subtil mit Antriebshemmung und Apathie und klinisch nicht so eindrücklich wie die weniger häufige hyperdyname Ausprägung. Vereinzelt treten prolongierte delirante Symptome auf, die in seltenen Fällen auch über mehrere Wochen bis Monate hinweg bestehen können. Analog zur Intoxikation handelt es sich beim deliranten Syndrom nicht primär um eine psychische Erkrankung, vielmehr müssen die Symptome und psychischen Verhaltensstörungen als sekundärer Ausdruck einer organischen Erkrankung verstanden werden. Faktoren wie Wechsel der gewohnten Umgebung oder eine Veränderung weiterer äußerer Gegebenheiten wie wechselnde Bezugspersonen können das Auftreten einer deliranten Symptomatik begünstigen.

3.5.2 Differentialdiagnostik

Delirante Syndrome sind ihrer Natur nach multifaktoriell bedingt und durchgehend Ausdruck einer organischen Ursache, welche möglichst kausal behandelt werden muss. Häufig handelt es sich um eine infektiologische Genese. Bei älteren Personen sind beispielsweise Infektionen der Harnwege oder des Respirationstrakts, Elektrolyt- oder Nierenfunktionsstörungen häufig. Ursächlich können neben vielen anderen Auslösern Hirnerkrankungen wie Ischämien oder Demenzerkrankungen, jedoch auch Arzneimittelinteraktionen, Unverträglichkeiten oder stattgehabte Operationen sein. Neben einer internistischen, neurologischen und psychiatrischen Untersuchung sollten gezielte laborchemische Untersuchungen sowie eine cerebrale Schnittbildgebung erfolgen.

3.5.3 Behandlung

Die Behandlung eines Delirs umfasst nicht-pharmakologische und pharmakologische Strategien. Hierzu gehören an erster Stelle unter anderem Orientierungshilfen (z.B. Datum und Uhrzeit mitteilen, Armbanduhren beim Patienten belassen, Fotos von Angehörigen aufstellen etc.), Herstellung einer ruhigen Umgebung und klaren Ansprechpersonen, gezielte Mobilisierung und Aktivierung, Sicherstellen eines Schlaf-

Wach-Rhythmus sowie ausreichende Beleuchtung. Besteht eine Indikation zur medikamentösen Behandlung, sollten niedrigpotente, nebenwirkungsarme oder niedrigdosierte atypische Antipsychotika wie Risperidon eingesetzt werden (jeweils Off-Label). Haloperidol stellt den Goldstandard in der medikamentösen Behandlung dar.

Fallbeispiel

Der Rettungsdienst wird in den frühen Morgenstunden von einer besorgten Nachbarin zu einer 78-jährigen Frau gerufen, die durch die Hilfskräfte im reduzierten Allgemein- und Pflegezustand im Vorgarten des Mehrfamilienhauses angetroffen wird. Durch die Nachbarin war zu erfahren, dass die Frau bereits seit einigen Stunden unruhig im Hausflur auf- und abgegangen sei, immer wieder an Wohnungstüren geklopft und nach ihrem Mann gerufen habe. Dieser sei jedoch im Vorjahr verstorben. Die Frau macht auf die Hilfskräfte einen verwirrten und desorientierten Eindruck. Ein geordnetes Gespräch gelingt nicht, die Frau verkennt ihre Nachbarin zwischenzeitlich als eine entfernte Verwandte. Nach anfänglicher Ablehnung eines Transports in die nächstgelegene Klinik willigt die Frau letztlich nach gemeinsamer Überzeugung der Hilfskräfte und der Nachbarin in eine Behandlung im Krankenhaus ein. Nach Rücksprache mit der Klinik wird klar, dass die Frau erst zwei Tage zuvor aus einer Krankenhausbehandlung entlassen wurde, wo sie sich aufgrund eines Sturzereignisses befunden hatte.

Psychopathologie kompakt

- *Vigilanz-, Orientierungs- und Gedächtnisstörungen,*
- *Wahn, Verkennung, Aggressivität*
- *Unruhe, Störung des Tag-/Nachtrhythmus*
- *plötzliches Auftreten und fluktuierender Verlauf.*

Vorgehen im Notfall

- **stationäre Behandlung zur Diagnostik und Behandlung initiieren**
- **im Zweifel Unterbringung erwägen**
- **wenn möglich, nicht-medikamentöse Maßnahmen bevorzugen**

Delirante Syndrome sind Ausdruck einer unspezifischen Reaktion des Gehirns auf pathologische körperliche Zustände. Daher steht an erster Stelle nicht die Symptomkontrolle, sondern die weitere diagnostische Zuordnung, um Exsikkose, Infekte oder Elektrolytverschiebungen erkennen und behandeln zu können.

3.6 Substanzassoziierte Syndrome

3.6.1 Intoxikationssyndrom

Intoxikationen mit psychoaktiven Substanzen sind verbreitet und stellen einen bedeutenden Anteil rettungsdienstlicher Einsätze dar. Eine Intoxikation stellt zunächst keine psychische Erkrankung dar. Auf Grundlage der Intoxikation können sich jedoch sekundär akute Erregungs- oder Verwirrtheitszustände wie ein pathologischer Rausch oder anderweitige psychische Verhaltensauffälligkeiten wie Aggressivität, Impulsivität oder auch Suizidalität entwickeln. Diese können im Einzelfall eine stationäre psychiatrische Behandlung notwendig machen. Intoxikationsbedingt können sich Probleme in der Führbarkeit und Absprachefähigkeit ergeben, welche eine Unterbringung gegen den Willen notwendig machen kann (Wetterling 2019).

Insofern sich im Rahmen der (Misch)-Intoxikation eine Störung des Bewusstseins, der Vitalfunktionen oder der Schutzreflexe einstellt, kann eine vorübergehende engmaschige internistisch-intensivmedizinische Überwachung indiziert sein. Auch intoxikationsassoziierte Komplikationen wie Verletzungen durch Sturz oder Komplikationen durch vorbestehende Herz-Kreislauferkrankungen oder epileptische Anfallsereignisse können eine zeitlich begrenzte Behandlung zur Sicherung vitaler Funktionen erforderlich machen. Grundsätzlich gilt: Bei ausgeprägten vegetativen Symptomen oder Bewusstseinsstörungen, sollte zunächst eine internistische Behandlung erfolgen. Stehen psychische Verhaltensstörungen wie Erregung oder Selbstbeschädigung im Vordergrund, sollte eine psychiatrische Behandlung erfolgen. Besteht der klinische Verdacht auf eine Intoxikation, sollte die Verordnung sedierender Präparate möglichst verzichtet werden (s. Tab. 10)

Fallbeispiel

Freunde eines 54-Jährigen alarmieren den Rettungsdienst, nachdem sie ihn in einem desolaten Zustand in seiner Wohnung aufgefunden haben. Der ehemalige Buchhalter schläft bei Eintreffen des Rettungspersonals immer wieder ein, lallt und kann nicht schlüssig auf Fragen antworten. Eine Atemalkoholkontrolle erfolgt nicht. Die anwesenden Freunde berichten, dass der Patient an einer Alkoholabhängigkeit leide, seit einigen Wochen einen Rückfall habe und dringend einen Entzug machen müsse. Daher erfolgt der Transport in die zuständige Psychiatrie. Hier ergibt eine Atemalkoholkontrolle nach mehreren Versuchen einen Atemalkohol von 3,9 Promille. Die diensthabende Psychiaterin verweigert die Annahme des Patienten, da aufgrund der reduzierten Vigilanz und des hohen Promillewertes eine internistische Überwachung notwendig sei. Diese könne in der Psychiatrie nicht ausreichend gewährleistet werden.

Tab. 10 Vorgehensweise bei Intoxikation

vermeiden	alternatives Vorgehen
■ rasche Gabe sedierender Präparate ohne genaue Substanzanamnese	■ Kontaktaufbau und wenn notwendig verbale Deeskalation ■ möglichst baldiges Verbringen in Klinik zur weiteren Untersuchung und Überwachung

Psychopathologie kompakt (substanzabhängig)

- *Störung der Vigilanz oder Orientierung*
- *ungeordnete, beschleunigte oder zusammenhanglose Sprachproduktion*
- *Wahrnehmungsstörungen, Verkennung oder Wahn*
- *emotionale Labilität von Depressivität zu Aggressivität und Erregung*
- *Störung des Antriebs mit Herabsetzung oder Steigerung der Psychomotorik*

Vorgehen im Notfall

- **bei Hinweis auf Intoxikation Substanzanamnese erheben (Mischintoxikation, Antidot verfügbar?)**
- **Vorsicht bei Einsatz zentral dämpfenden Substanzen (Atemdepression)**
- **Evaluation von Vigilanz sowie Überwachungspflichtigkeit**
- **Auswahl und Verständigung einer geeigneten Klinik**

Bei akut verhaltensauffälligen Personen liegt häufig eine (Misch-)Intoxikation vor. Bei Erwägung einer medikamentösen Behandlung sollte dieser Umstand stets berücksichtigt werden.

3.6.2 Entzugssyndrom und Entzugsdelir

Entzugssyndrome von psychoaktiven Substanzen sind häufig und können je nach Substanz unangenehme oder lebensgefährliche Symptome verursachen. Ein Entzugssyndrom kann mit einer Beeinträchtigung von Kontakt- und Verbalisationsfähigkeit, Vigilanz, Orientierung und Wahrnehmung sowie Suizidalität die sämtliche Breite psychiatrischer Symptomatik einhergehen. Personen mit Abhängigkeitserkrankungen weisen ein erhöhtes Risiko für metabolische Komplikationen wie Hypoglykämie oder Laktatämie auf. Bei Alkoholabhängigkeit besteht zudem häufig ein Vitaminmangelsyndrom mit dem Risiko einer Wernicke-Enzephalopathie, sodass klinisch Entzugssyndrome ernstgenommen und behandelt werden müssen (s. Tab. 11). Vor allem Alkohol- und Benzodiazepinentzugssyndrome, welche neben

Tab. 11 Vorgehensweisen Entzugssymptomatik

vermeiden	alternatives Vorgehen
■ entzügigen Patienten empfehlen, Alkohol zu trinken ■ G5-Infusion ohne Vitamin-B-1-Gabe bei Hypoglykämie im Rahmen Alkoholentzugssyndrom	■ Entzugssymptome ernst nehmen und behandeln ■ Transport in (psychiatrische) Klinik initiieren

physischen und vegetativen Symptomen die Gefahr epileptischer Entzugsanfälle oder deliranter Symptomatik bergen, stellen ein erhöhtes Risiko für betroffene Personen dar. Entzugssyndrome können bei Beendigung der Einnahme psychoaktiver und abhängigkeitserzeugender Substanzen auftreten, sodass entweder die vorbestehende Medikation wieder eingesetzt werden sollte oder beispielsweise im Rahmen einer Entzugsbehandlung vorübergehend die symptomatische Gabe von Sedativa wie Clomethiazol oder Diazepam im Rahmen von Alkoholentzugssyndromen erfolgt. Die Behandlung des Alkoholentzugsdelirs sollte mit einer Kombination aus Antipsychotika und Benzodiazepinen erfolgen (Faustmann 2023).

Fallbeispiel

Eine 70-Jährige wird von ihren Nachbarn in der Wohnung aufgefunden, von wo diese den Rettungsdienst alarmieren, da sie „irgendwie komisch" sei. Der Rettungsdienst überprüft die Orientierung der Patientin: diese gibt an, es sei „1964" und greift immer wieder in die sie umgebende Luft, da sie dort „kleine Vögel" fliegen sehe. Auf dem Nachtschrank der Patientin liegen leere Blister eines Benzodiazepins. Eine telefonische Nachfrage bei der Tochter ergibt, dass die Patientin seit zwei Jahren ein „Schlafmittel" von ihrem Hausarzt verschrieben bekomme. Nun habe dieser sich aber geweigert, Folgerezepte auszustellen, da er einen übermäßigen Konsum vermutet habe.

Psychopathologie kompakt

Die Symptomatik kann vielgestaltig sein, sodass neben psychischen Symptomen wie Unruhe, Agitation oder Halluzinationen auch vegetative Symptome mit Blutdruck- und Herzfrequenzanstieg, Schwitzen und Tremor (Zittern) auftreten können.

3.7 EXKURS: Excited Delirium Syndrome

Eine Sonderform des Toxidroms oder Intoxikation stellt das Exzitierte Delir (auch Excited Delirium Syndrome oder Erregungssturm) dar, welches sich durch erhebliche psycho-physische Erregung, Aggressivität, Bewusstseinsstörung, aufgehobenes Schmerz- und Temperaturempfinden sowie Eigen- und Fremdgefährdung auszeichnet. Neben den genannten Symptomen liegen zudem vegetative Entgleisung wie Herzfrequenz- und Blutdruckanstieg, vermehrtes Schwitzen und beschleunigte Atmung in unterschiedlichem Ausmaß vor, welches letztlich in eine azidotische Stoffwechsellage mit Störung der Herz-Kreislaufregulation sowie dem Risiko einer Rhabdomyolyse mit akuter Nierenschädigung münden kann. Verursacht wird das Zustandsbild oftmals durch Psychostimulantien wie Cathinone oder andere Amphetaminderivate. Bei den betroffenen Personen liegt zudem oft zusätzlich eine psychische Erkrankung vor (Hölzle 2021).

Psychopathologie kompakt

- *Vigilanzsstörung und Desorientierung*
- *psychomotorische Erregung, Aggressivität, Enthemmung*
- *Antriebssteigerung*

Vorgehen im Notfall

- **primär verbale deeskalative Maßnahmen durchführen**
- **Vermeiden physischer Auseinandersetzungen und Fixierungsmaßnahmen**
- **wenn möglich, Benzodiazepine oder Antipsychotika einsetzen**
- **Monitoring und Sicherung der Vitalwerte**
- **intensivmedizinische Überwachung initiieren**

3.8 EXKURS: Neue psychoaktive Substanzen (NPS)

Unter der Bezeichnung neue psychoaktive Substanzen wird eine heterogene, künstlich hergestellte Substanzgruppe mit zunehmender Verbreitung zusammengefasst. Unterschieden werden synthetische Cannabinoide, Amphetamine, Halluzinogene und Sedativa. Die häufigsten Vertreter stellen hier die Cannabinoide (u.a. als „Badesalze“ oder Spice-„Kräutermischungen“ erhältlich) und Amphetamine dar (Marinowitz 2024).

Gemeinsam ist den unterschiedlichen Substanzgruppen, dass sich im Vergleich zum Konsum der üblichen und verbreiteten illegalen Substanzen eine häufig intensivere Wirkung mit medizinischen Komplikationen wie Herzrhythmusstörungen, epileptischen Anfällen, gastro-intestinalen Symptomen, Rhabdomyolyse, akutem Nierenversagen, Aggression, Erregung oder Vigilanzstörungen entwickeln kann, welche vereinzelt letale Ausgang haben können, welche vereinzelt letalen Ausgang haben können. Es können sich zudem vereinzelt schwere, prolongierte, delirante oder psychotische Symptome an eine Intoxikation mit entsprechenden Substanzen anschließen. Die Wirkung ist für die Konsumenten meist selbst schwer vorhersehbar und oft nicht beabsichtigt.

Der Nachweis neuer psychoaktiver Substanzen gelingt aktuell oftmals nur mit toxikologischen Nachweismethoden im Labor, gängige urinanalytische Nachweismethoden mittels Teststreifen können die Substanzen nicht hinreichend sicher detektieren. Besteht der Verdacht auf eine Intoxikation mit neuen psychoaktiven Substanzen, sollte eine am klinischen Zustandsbild ausgerichtete symptomatische Behandlung mit Sicherung der Vitalfunktionen, Flüssigkeitssubstitution sowie Monitorüberwachung erfolgen. Um eine diagnostische Zuordnung der Symptomatik zu ermöglichen, sollte möglichst zeitnah eine toxikologische Untersuchung mittels Speichel-, Urin- oder Blutprobe erfolgen.

3.9 Auswahl weiterer Störungsbilder

3.9.1 Das ängstliche Syndrom – Beispiel Panikattacke

Panikattacken gehören zu den Angststörungen und sind anfallsartig auftretende Episoden maximaler (Todes-)Angst. Sie treten ohne äußeren Grund oder Auslöser auf, sodass sie für die Betroffenen oft unvorhersehbar erscheinen. Obwohl Panikattacken meist nur wenige Minuten andauern, sind sie so unangenehm, dass Betroffene versuchen, immer mehr Situationen zu vermeiden, um Attacken gar nicht erst auftreten zu lassen. Das kann zu einem völligen Rückzug aus dem sozialen Leben oder der Entwicklung von Sicherungsverhalten führen.

Klinisch sind Panikattacken oft kaum von körperlichen Syndromen zu unterscheiden, weil auch sie mit Symptomen wie Herzrasen und Luftnot einhergehen. Blutdruck und Puls können im Rahmen der Attacke zwar ansteigen, eine somatische Gefährdung besteht jedoch lediglich in Ausnahmefällen.

> **Fallbeispiel**
>
> Ein 28-jähriger Soldat leidet seit einem Jahr an anfallsartigen Angstattacken, die mittlerweile dazu geführt haben, dass er alles vermeidet, was er mit den Symptomen von Panik verbindet: so geht er seit geraumer Zeit nicht mehr joggen und trinke keinen Kaffee mehr, da er fürchte, der erhöhte Herzschlag könne eine Panikattacke begünstigen. Bereits zweimal habe er Zuhause den Rettungsdienst alarmiert und sei erst in Gegenwart der Sanitäter zur Ruhe gekommen. Auf Drängen seiner Lebensgefährtin beginnt er eine Behandlung in einer psychiatrischen Tagesklinik. Hier macht er zunächst rasche Fortschritte und geht nach einer Weile sogar wieder joggen. Erst später in der Therapie „gesteht" er seinem Therapeuten, dass er die Jogging-Route so gewählt habe, dass er immer in der Nähe eines Krankenhauses oder einer Arztpraxis laufe, um ein sichereres Gefühl dabei zu haben.

Panikattacken sind meist ungefährliche, jedoch sehr unangenehme Zustände maximaler Angst. Eine kausale Behandlung kann lediglich psychotherapeutisch erfolgen. Obwohl rettungsdienstliche Maßnahmen wie die Beruhigung des Patienten oder das Verabreichen einer sedierenden Medikation zunächst die Angst reduzieren, sind medikamentöse Strategien allein langfristig oft nicht hilfreich.

3.10 Das dissoziative Syndrom im präklinischen Setting

Das menschliche Bewusstsein, also unser Empfinden und das Erleben der Realität ist kein statischer Zustand. Das Bewusstsein oder der Bewusstseinszustand kann durch psychoaktive Substanzen und Meditation, jedoch auch durch Schlafmangel, Tagträumen oder psychische Ausnahmezustände kurzfristig verändert werden. Im Rahmen besonders belastender Ereignisse verfügt unser Gehirn über die Fähigkeit, die bewusste Wahrnehmung des Erlebten zu unterdrücken. So können sich Unfall-

oder Gewaltüberlebende „wie in Watte“ oder „betäubt“ fühlen. Manchmal werden unter Extremstress Gedächtnisinhalte gar nicht erst abgespeichert, sodass später Lücken in der Erinnerung entstehen. Auch irrationale Handlungen wie Flucht vom Unfallort etc., können unter diesen sogenannten *dissoziativen* Bewusstseinszuständen auftreten. Bei einer Dissoziation kommt es vereinfach dargestellt zu einer Trennung des psychophysischen Erlebens und der Fähigkeit zur willkürlichen Kontrolle.

Jeder Mensch verfügt über eine mehr oder minder ausgeprägte Veranlagung zur Dissoziation. Menschen mit wiederholten Hochstress-Erlebnissen in der Kindheit und Jugend (z.B. regelmäßige Gewalterfahrungen, Krieg, emotionale Vernachlässigung etc.) können eine Dissoziations-Neigung entwickeln. Sie geraten dann auch in eigentlich nicht bedrohlichen Situationen in einen veränderten, dissoziativen Bewusstseinszustand. Eine Sonderform stellen nicht-epileptische Anfallsereignisse dar (s. Kap. 3.11.3). Dissoziative Syndrome für sich genommen sind nicht gefährlich, können jedoch eine wahrgenommene Bedrohung darstellen. Im Rettungswesen und der Psychotherapie kann es jedoch notwendig sein, Dissoziationen zu beenden, z.B. um die Rettung anderer Personen zu gewährleisten (s. Fallbeispiel). Hierfür bedarf es spezifischer Strategien (s. Tab. 12).

Fallbeispiel

Rettungsdienst und Polizei werden an einen Unfallort gerufen, an dem das Auto eines Fahranfängers von der Fahrbahn abgekommen und mit einem Baum kollidiert ist. Während die beiden Mitfahrer, Freunde des Fahrers, in schwerverletztem Zustand bereits in die umliegenden Kliniken gebracht werden, ist der lediglich leicht verletzte Fahrer für die Rettungskräfte kaum erreichbar. Er sitzt seit Abschluss der Rettung am Straßenrand und starrt wortlos auf das Geschehen. Als ein Rettungssanitäter versucht, ihn in einen der RTWs zu bringen, fängt er an, hin- und her zu wippen und wiederholt immer wieder „Oh nein, oh nein, was ist passiert …“. Er scheint kaum noch erreichbar zu sein und droht, die weitere Sicherung der Straße zu behindern. Auf Ansprache reagiert der Betroffene nicht.

3.11 Weitere häufige Situationen im Rettungsdienst

3.11.1 Selbstverletzung im Rahmen von Persönlichkeitsstörungen

Selbstschädigung und autoaggressives Verhalten können im Rahmen von emotional-instabilen Persönlichkeitsstörungen vom Borderlinetypus für die rettungsdienstliche bzw. notärztliche Versorgung eine Rolle spielen. Wenngleich es sich bei autoaggressiven Verhaltensweisen wie beispielsweise selbst beigebrachten Schnittverletzungen mitunter um erhebliche Selbstbeschädigung handeln kann, ist zu berücksichtigen, dass die Symptomatik oftmals nicht mit tatsächlich suizidalen Impulsen einhergeht, sondern als Kompensationsstrategie für innere Anspannungszustände oder Konflikte fungieren kann. Von Wichtigkeit ist daher, zugefügte Verletzungen bedarfsgerecht und unaufgeregt zu versorgen. Wiederkehrenden selbstschädigenden Verhaltensweisen sollte möglichst keine unverhältnismäßige Aufmerksamkeit gewidmet werden, da diese sekundär eine aufrechterhaltende Funktion einnehmen und das er-

Tab. 12 Strategien zur Vorgehensweise bei dissoziativer Störung

vermeiden	alternatives Vorgehen	Formulierungsvorschlag
dissoziierte Person allein lassen	ruhige Präsenz zeigen	„Ich sitze hier rechts neben Ihnen, Sie hören wahrscheinlich meine Stimme, Sie sind nicht allein."
durch Rütteln oder Schmerzreize versuchen, Dissoziation zu unterbrechen	Berührungen kurz ankündigen	„Ich werde Sie jetzt am rechten Arm anfassen, um Sie hier wegzubringen."
über das Erlebte sofort sprechen	Redefluss, falls er einsetzt, sanft unterbrechen. Betonen, dass das Geschehene (z.B. Unfall) jetzt vorbei ist	„Ich weiß, was passiert ist. Das Wichtigste ist, dass es jetzt vorbei ist. Sie sind in Sicherheit."
emotionale Reaktionen verstärken oder ignorieren	durch Sach-Fragen versuchen, emotionalen Ausnahmezustand zu unterbrechen	„Konzentrieren Sie sich kurz auf mich: wissen Sie noch, was Sie heute früh gefrühstückt haben?"

Tab. 13 Interaktionsstrategie bei Selbstverletzung

Vermeiden	alternatives Vorgehen
■ „Haben Sie sich etwa schon wieder geschnitten? Das machen Sie doch mit Absicht!" ■ „Sie wollen doch nur Aufmerksamkeit!" ■ „Das müssen Sie jetzt eben aushalten, Sie haben es ja auch nicht anders gewollt!"	■ „Es scheint Ihnen schlecht zu gehen, wenn Sie sich so häufig verletzen. Ich kann die Situation allein nicht gut einschätzen und möchte, dass wir in die Klinik fahren." ■ „Lassen Sie uns gemeinsam überlegen, was Sie bei Anspannung für Alternativen zur Verfügung haben"

neute Auftreten entsprechender Handlungsweisen tendenziell fördern kann. Bestehende Verletzungen sollten also entsprechend des Bedarfs versorgt werden, insofern die betroffene Person eine Versorgung zulässt. Obwohl chronische Suizidgedanken als Zeichen andauernder emotionaler Not bei Personen mit emotional-instabilen Störungsbildern häufig sind, sollten immer akute oder konkrete Suizidgedanken bzw. Handlungspläne abgefragt werden (s. Tab. 13). Im Zweifelsfall ist die psychiatrische Vorstellung zur genaueren Gefahrenbewertung sinnvoll.

3.11.2 Fremdkörperingestion

Neben akzidenteller Ingestion von Fremdkörpern bei Kindern und älteren Personen kann es unter anderem bei Personen mit psychischen Erkrankungen zur Inkorporation, also dem Einführen von Fremdkörpern kommen. Vorwiegende Relevanz hat unter psychiatrischen Gesichtspunkten hier das Verschlucken von Fremdkörpern als selbstverletzendes Verhalten, wie sie häufig bei emotional-instabilen Persönlichkeitsstörungen oder auch bei Intelligenzminderungen vorkommt. Von klinischer

Relevanz ist hierbei, um welche Fremdkörper bzw. um welches Material von welcher Größe es sich handelt und welches Zeitintervall nach dem Verschlucken vergangen ist.

Anhand der Angaben zur Art des Fremdkörpers kann zunächst eingeschätzt werden, ob eine endoskopische Bergung des Fremdkörpers und damit eine Krankenhausbehandlung medizinisch indiziert ist. Bei bestimmten Materialien bietet sich zur diagnostischen Zuordnung sowie zum Informationsgewinn hinsichtlich anatomischer Lagebeziehung sowie Beschaffenheit des Objekts eine Röntgenuntersuchung an.

Die Europäische Gemeinschaft für gatrointestinale Endoskopie hat eine Leitlinie zur Entfernung von Fremdkörpern vorgelegt. Anhand der Leitlinien ist eine Orientierung hinsichtlich der Verfahrensweise möglich (Birk 2016). Stumpfe Objekte mit einem Durchmesser von weniger als 2,5 cm sowie einer Länge von unter 5 cm bedürfen bei Beschwerdelosigkeit weder einer endoskopischen Bergung noch einer stationären Krankenhausbehandlung derartige Fremdkörper innerhalb von 4–6 Tagen ausgeschieden werden.

Vorgehen im Notfall

- **möglichst genaue Anamneseerhebung hinsichtlich Fremdkörper und Symptomentwicklung**
- **wiederkehrende Symptomatik?**
- **Bewertung der Gefährdung**
- **Bereitschaft zur Behandlung prüfen, bei Gefährdung und Verweigerung der Behandlung Unterbringung evaluieren**
- **interdisziplinäre Behandlung anstreben**

3.11.3 Psychogene, nicht-epileptische Anfallsereignisse

Episodisch auftretende psychogene, nicht-epileptische Anfallsereignisse (PNES) führen häufig zur Anforderung von Rettungsdienst oder Notarzt und können in Abhängigkeit von Frequenz, Dauer und Intensität der Symptomatik zu erheblichen Herausforderungen führen. Diagnostisch erschwerend kommt hinzu, dass 10–40% der von einer Epilepsie betroffenen Personen auch nicht-epileptische Anfallsereignisse entwickeln (Anzellotti 2020). Es besteht also die Möglichkeit, dass betroffene Personen sowohl an „echten" epileptischen als auch psychogenen nicht-epileptischen Anfallsereignisse leiden. Unter semiologischen Aspekten gibt es jedoch Unterschiede zwischen psychogenen Anfällen und epileptischen Anfällen (s. Tab. 14).

70% der betroffenen Personen sind Frauen. Dissoziative Anfälle treten häufig in Zusammenhang mit psychischen Erkrankungen wie Traumafolgestörungen, Persönlichkeitsstörungen oder depressiven Erkrankungen auf. Dass bei dissoziativen Anfällen eine organische Ursache fehlt, bedeutet keinesfalls, dass diese von den Betroffenen bewusst oder aktiv gesteuert herbeigeführt („gespielt") werden. Die Erkrankung führt bei den Betroffenen zu einem hohen Leidensdruck und nicht selten zu erheblichen Beeinträchtigungen in der Alltagsgestaltung. Wissenschaftliche Untersuchungen zeigen, dass ein Teil der Betroffenen gut auf psychotherapeutische Maß-

Tab. 14 Klinische Zeichen epileptischer und nicht-epileptischer Anfälle

PNES	generalisierter epileptischer Anfall
Auftreten unter seelischer Anspannung	Auftreten nicht situationsgebunden, auch aus dem Schlaf heraus möglich
lange Anfallsdauer (> 2 Minuten)	nach wenigen Minuten selbstlimitierend
oft erhaltenes Bewusstsein (Person ist ansprechbar, hat Erinnerungen an Krampfgeschehen)	Person ist nicht kontaktierbar, keine Erinnerungen an Anfallsgeschehen
zusammengekniffene Augen, Lidflattern während des Anfalls	Augen geöffnet, starrer Blick, Blickwendung
motorisch: asynchrone, teils ausladende Bewegungen der Extremitäten, Kopfbewegung	zunächst tonische, dann klonische Entäußerungen
kein oder apikaler Zungenbiss	Zungenbiss (meist seitlich), Einnässen oder Einstuhlen
meist rasche Reorientierung nach Krampfanfall	nach Krampfanfall hohes Schlafbedürfnis oder Zustand der Verwirrtheit (postiktale Phase)

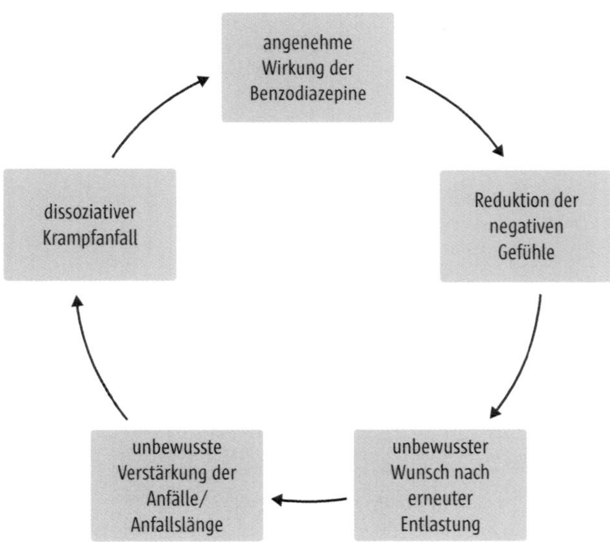

Abb. 1 Möglicher Teufelskreis dissoziativer Anfälle im Rettungsdienst

nahmen anspricht (Haritsa 2021). Obwohl dissoziative Anfälle geringes körperliches Schadenspotenzial aufweisen, führt die eindrückliche Symptomatik oft zur wiederholten Involvierung des Rettungsdienstes und z.B. zu unnötiger Verordnung von Benzodiazepinen (s. Abb. 1).

Vorgehen im Notfall

- *Körperkontakt vermeiden, Maßnahmen ankündigen (z.B.: „Ich werde jetzt ihren Arm berühren.“)*
- *Eingriffe und Medikation (Intubationen, intravenöse Zugänge) vermeiden*
- *Reizabschirmung, eine Person bleibt bei den Betroffenen, möglichst wenig Personalaufwand*
- *bei länger anhaltender Symptomatik Transport in die zuständige Psychiatrie*
- *Rücksprache mit behandelnden Kollegen, Betroffene mitbeteiligen*

Wiederholte Einsätze im Rahmen dissoziativer Anfälle können zu Lernerfahrungen führen, welche wiederum eine Verstärkung oder Aufrechterhaltung der Symptome bewirken können. Gezielte, supportive Beruhigung und Rücksprache mit dem individuellen Hilfesystem zur Behandlungsplanung sind als bevorzugte Interventionsstrategie auszuwählen.

4 Kommunikation und Deeskalation im psychiatrischen Notfall

Mark Weinert

Warum ist Deeskalation von Relevanz? Einsätze mit psychisch erkrankten Personen können Gefahren für die Betroffenen selbst, jedoch auch für die involvierten Hilfskräfte darstellen. In nahezu jedem rettungsdienstlichen oder polizeilichen Einsatz stehen die Hilfskräfte mit den zu versorgenden Personen in irgendeiner Art von Kommunikation. Insbesondere bei angespannten, aggressiven oder psychotischen Patienten kann eine bewusst deeskalierende Kontaktaufnahme und Gesprächsführung Einsatzzeiten verkürzen, körperliche Übergriffe und Zwangsmaßnahmen verhindern und somit zu einem schnelleren und sicheren Einsatzablauf führen (Richmond 2012). Das Ziel eines Einsatzes ist zuallererst die geistige und körperliche Unversehrtheit der beteiligten Kräfte sowie der betroffenen Person sicherzustellen. Um dieses Ziel zu erreichen, stehen gut untersuchte Maßnahmen und Strategien zur Verfügung (Weißenberger 2020). Das Kapitel soll Einblicke zur Entwicklung von Verständnis für Mechanismen und Entstehung aggressiver oder gewaltbereiter Verhaltensweisen sowie Strategien der Konfliktdeeskalation geben.

4.1 Therapeutische Beziehung

Der Aufbau einer therapeutischen Beziehung kann aufgrund erkrankungsbedingter Interaktionsstörungen erschwert sein. Andererseits nimmt therapeutische Bemühung bei der Behandlung psychiatrischer Erkrankungen ihren Anfang mit der Beziehungsgestaltung. Hierzu sollte der Patient vom Behandler als gleichwertiges Gegenüber betrachtet werden und sich auch selbst als gleichwertig wahrnehmen. Eine wertungsfreie Kommunikation, authentisches Interesse am Gegenüber, dessen gegenwärtiger Lage und die Bereitschaft, sich damit auseinanderzusetzen, sind daher grundlegend zur Herstellung einer Vertrauensebene notwendig.

4.2 Beziehungsgestaltung

Um sich in die Wahrnehmungs- und Gefühlsebene von einer psychisch erkrankten oder belasteten Person zu versetzen, kann es hilfreich sein, sich selbst zu fragen, wie man in einer entsprechenden Situation reagieren oder was für eine Art der Unterstützung man für sinnvoll halten würde. Aus der Perspektive der Selbstwahrnehmung heraus ein verändertes Rollenverständnis auszubilden, kann so zu mehr Gleichgewicht in der Beziehung zwischen Behandler und Patient verhelfen. Mittels gelungener Beziehungsgestaltung lässt sich bestenfalls eine auf Partizipation und Gleichberechtigung gegründete Behandlung erreichen. Eine beruhigende, vermittelnde Kontaktaufnahme, das Angebot von Hilfs- und Beratungsangeboten, die Herstellung einer entlastenden räumlichen Umgebung, oder auch das Angebot einer Einnahme von spannungslösenden Medikamenten können dabei helfen, Anspannungs- und Überforderungszustände im Rahmen psychiatrischer Erkrankungen kompetent zu begleiten und abzumildern.

4.3 Umfeld und Umgebung

Die Herstellung einer unterstützenden und freundlichen Atmosphäre sollte daher im notfallpsychiatrischen Setting als supportives und wirksames Element berücksichtigt werden. Die Beeinflussbarkeit von äußeren, baulichen Umgebungsmerkmalen unterliegt ihren Grenzen. Raum und Umgebung können hierbei jedoch auch ganz konkret als Möglichkeit der freien und uneingeschränkten Bewegungsfähigkeit bzw. der Abwesenheit von Eingeengtheit von Bedeutung sein. Beispielsweise kann es bei einer Person mit wahnhafter Verkennung und ängstlicher Stimmung günstig sein, ausreichend Raum zwischen der betroffenen Person und intervenierenden Kräften zu belassen, um keine weitere (subjektive) Bedrohung für die betroffene Person darzustellen. Hierbei muss jedoch der Grad der unmittelbaren Gefährdungslage mitberücksichtigt werden. Je eher ein begrenzter Raum und neben der betroffenen Person keine unbeteiligten Dritten zugegen sind, desto eher kann die o.g. Strategie gewählt werden, um eine Deeskalation der Situation bewirken zu können.

4.4 Kognition-Emotion-Verhalten

Aggressives Verhalten entsteht nicht im Vakuum. Betroffene entscheiden sich in den seltensten Fällen aktiv dafür, aggressiv aufzutreten. So wenig wie ein septischer Patient mit eigener Absicht Fieber oder Hypotonie entwickelt, entscheiden sich Personen mit einer psychischen Erkrankung nicht aktiv dafür, eine Gefahr darzustellen. Zur Entwicklung von Aggression wurden unterschiedliche Theorien entwickelt, welche unter anderem die Instinkttheorie sowie die Frustrations-Aggressions-Hypothese umfassen.

Kognitionen, unter anderem Aufmerksamkeit, Wahrnehmung und Bewertung, stellen die Grundlage der Entwicklung von Emotionen dar. Beispielsweise eignet sich die Wahrnehmung, ungerecht oder respektlos behandelt zu werden dazu, eine emotionale Wut- oder Ärgerreaktion hervorzurufen. Ebenso verhält es sich mit der Wahrnehmung, einer Situation hilflos ausgeliefert zu sein. Eine Ärgerreaktion verdeutlicht, dass die betroffene Person zu einem bestimmten Zeitpunkt ein gewünschtes Ziel nicht erreicht oder davon abgehalten wird. Evolutionsbiologisch gesehen haben Emotionen eine Schutzfunktion, um den Menschen vor Schaden zu bewahren und sollen dabei helfen, Aktivitäten auf positive Ziele zu lenken. Während auf physiologischer Basis die kognitive Leistung überwiegend im Frontalkortex zu verorten ist, ist bei der Entstehung und Verarbeitung von Emotionen das limbische System als entwicklungsbiologisch älteres Hirnareal aktiviert. Das emotionsgesteuerte Verhalten „überfährt" hierbei die eher auf Bewertung und Abwägung beruhenden Mechanismen anderer Hirnabschnitte und lässt so rationales Verhalten in den Hintergrund treten (Weinert 2023).

Welche Person auf welchen Reiz hin unangenehme Emotionen entwickelt, ist letztlich genauso individuell wie die Entwicklung des resultierenden Verhaltens. Emotionen spielen bei der Entwicklung von Motivation und Verhalten eine modulierende und entscheidende Rolle. Aus Gründen der Übersichtlichkeit soll lediglich kurz veranschaulicht werden, welche Ausdrucksarten von Emotionen sich häufig beobachten lassen:

- explosiver, externalisierender, nach Außen gerichteter und konfrontativer Umgang, der sich als Beschuldigung, Anklage oder Abwertung äußern kann
- implosiver, internalisierender und nach Innen gerichteter Umgang mit Selbstzuweisung von Schuld und eigener Abwertung

4.5 Strategie

Alle bisher aufgeführten Punkte treffen nicht nur auf psychisch Erkrankte, sondern auch auf Hilfskräfte zu. Daher scheint es naheliegend, eine Umgangsweise zu entwickeln, die es ermöglichen kann, selbst zu entscheiden, welche Emotion welchen Umgang und folgend das Verhalten bedingt. Die Kontrolle über eigene Gefühle zu entwickeln hilft dabei, in Notfallsituationen rationaler zu entscheiden und einen kühlen Kopf zu bewahren.

4.5.1 Sicherheit bedenken

> *„Ich werde auf meine eigene Gesundheit, mein Wohlergehen und meine Fähigkeiten achten, um eine Behandlung auf höchstem Niveau leisten zu können."* (Deklaration von Genf, das ärztliche Gelöbnis, Weltärztebund [Montgomery 2018])

Ohne die Berücksichtigung der Sicherheit von Hilfskräften ist eine wirksame Deeskalation nicht möglich. Der oben aufgeführte Auszug aus der Deklaration von Genf verdeutlichet, dass die Ausübung einer helfenden Tätigkeit nur auf dem Boden ausreichender Sicherheit erfolgen kann. Bevor diagnostische oder therapeutische Aspekte berücksichtigt werden, hat Wahrung der Sicherheit also Priorität.

Wenn möglich, sollte ein Sicherheitsabstand eingehalten werden. Gerade psychotische Personen können die direkte Nähe anderer Personen als bedrohlich empfinden.

Außerdem sollte auf verdeckte Waffen oder waffenähnliche Gegenstände geachtet werden. Die Hände der betroffenen Person sollten sichtbar sein. Folgende Punkte sollten zudem berücksichtigt werden:

- Verfügbarkeit von Fluchtwegen
- Hinweise auf Sturz- oder Stolpergefahren oder Hindernisse
- sichtbare waffenähnliche Gegenstände?

4.5.2 Ruhig bleiben!

Das Bewahren von Ruhe in einer möglicherweise bereits angespannten oder eskalierenden Situation ist von essenzieller Bedeutung. Hier bietet es sich an, zunächst eine schnelle Bewertung der Situation vorzunehmen und das eigene Handeln danach auszurichten. Fragen wie: „*Was passiert hier gerade? Worum geht es? Wer ist beteiligt? Was will die betroffene Person?*" können dabei unterstützen, ein rasches Verständnis von der Situation zu entwickeln.

4.5.3 Identifikation des Ansprechpartners

Eine einzelne Person sollte das Gespräch führen, da mehrere Ansprechpartner das Gegenüber überfordern können. Es sollten kurze Inhalte verbalisiert werden. Je höher der Grad der Anspannung, desto weniger Informationen werden aufgenommen und verarbeitet.

4.5.4 Auftreten, Ausdruck und Körpersprache

Der betroffenen Person muss durch Auftreten und Haltung vermittelt werden, dass die intervenierende Person keine Gefahr darstellt. Bei Kontaktaufnahme sollte eine persönliche Vorstellung mit Namen und Funktion erfolgen. Hierbei sollte das Sprechtempo langsam und gut verständlich sein. Bewegungen sollten ebenso langsam, gleichmäßig und nicht ruckartig erfolgen. Einladende und zugewandte Körpersprache sollte bevorzugt werden, gerade Schultern mit vor den Körper gehaltenen Händen (Mit den Händen reden), nach vorn gerichteter Blick mit Augenkontakt etc. Bei der Ansprache sollte versucht werden, eine persönliche Gesprächsebene herzustellen: „Ich bin Dr. Müller und habe heute Nachtdienst. Wir wurden heute zu Ihnen gerufen, weil …". Wird die Anwesenheit im Raum nicht toleriert, kann ggf. vom Nachbarzimmer oder vom Flur aus ein Gesprächsversuch erfolgen. Außerhalb geschlossener Räumlichkeiten besteht ebenfalls die Möglichkeit, der betroffenen Person mehr Raum zu ermöglichen.

4.5.5 Choose your Battle

Angespannte, agitierte oder aggressive Personen können durch abwertende oder verletzende Aussagen versuchen, Sie aus der Fassung zu bringen und so die Kommunikation deutlich erschweren. Eine weitere Möglichkeit der Ablehnung ist die Weigerung, einen Kontaktversuch zu erwidern. Lassen Sie sich weder provozieren oder kränken. Sie sollten auch nicht versuchen, eine Person mit psychotischen Symptomen vom Gegenteil ihrer Wahrnehmung zu überzeugen. Begeben Sie sich nicht in die Gefahr, die Person durch ihr Verhalten herabzusetzen. Eine Notfallsituation ist nicht der geeignete Rahmen, die persönliche Meinung durchzusetzen oder den eigenen Status zu verdeutlichen. Eine gelungene Deeskalation zeichnet sich dadurch aus, im geeigneten Moment einen guten Ausweg zu finden, auch, wenn man selbst dabei nicht das letzte Wort behält.

4.5.6 Unterbrechen

Ist eine geordnete Kontaktaufnahme nicht ohne weiteres möglich, bietet sich eine Unterbrechung der Situation an. Ist auf eine gezielte Ansprache keine Reaktion ersichtlich, sollte eine Kontaktaufnahme durch lautes Rufen oder Klatschen erfolgen. Ansprachen wie: „Halt!“, „Stop!“ oder „Hören Sie mir bitte zu!“ können ebenso helfen wie die namentliche Ansprache der betroffenen Person.

4.5.7 Empathie erzeugen

An dieser Stelle sind einige Begriffsdefinitionen notwendig: Sympathie bedeutet, ich mag jemanden. Er oder sie ist mir sympathisch. Empathie beschreibt das Vermögen, sich in ein Gegenüber hineinversetzen zu können. Je mehr Empathie und Mitgefühl man dem Gegenüber entgegenbringt, desto einfacher kann ein Deeskalationsansatz gelingen. Interesse am gegenüber zeigen, freundlich und offen sein, ehrlich gemeinte Empathie mitteilen; die authentische Vermittlung dieser Aspekte kann bei betroffenen Personen schnell echte Wirkung erzeugen. Wichtig ist zudem, dass Empathie nicht als Mitleid transportiert wird.

4.5.8 Emotionen identifizieren

Gefühle wie Angst, Ärger, Wut beruhen auf unterschiedlichen Kognitionen und können aggressive Verhaltensweisen hervorrufen. Ob Personen bereits zuvor Erfahrungen mit medizinischem Personal oder weiteren Hilfskräften gemacht haben, ob es sich um zuvor anderweitig traumatisierte Personen handelt oder ob aggressives Verhalten durch eine Intoxikation hervorgerufen wird; es ist an den intervenierenden Kräften zu evaluieren, welche „Anfrage“ hinter dem Verhalten steht um die betroffene Person möglichst direkt auf das zugrundeliegende Problem anzusprechen und Verständnis zu suggerieren. Die Problemdefinition soll der betroffenen Person verdeutlichen, dass ein verlässlicher Verhandlungspartner zur Verfügung steht, mit dem eine Kooperation möglich ist.

> **Fallbeispiel**
>
> „Sie haben Angst, weil Sie verfolgt werden? Weil jemand Sie bedroht?“
>
> „Ja ... ich muss sofort hier weg. Und der Typ da ... he, hör auf mich so anzugucken!“
>
> „Ok. Wir sind alle hier, um Sie zu unterstützen. Wie können wir Ihnen helfen?“

> „Ich will, dass das alles aufhört ... die sind hinter mir her! Verstehst du das nicht?"
>
> „Ok. Ich verstehe, dass Sie aufgebracht sind und Angst haben. Ich möchte Ihnen dabei helfen von hier weg zu kommen. Wichtig ist nur, dass dabei niemandem etwas passiert, ok?"
>
> Der Gesprächsauszug zeigt, dass mit der eingesetzten Technik gleich mehrere Ebenen bei der beunruhigten und agitierten Person adressiert werden. Zunächst wird verdeutlicht, dass die Sorge um Verfolgung gehört wurde. Im Verlauf wird ein Hilfsangebot gemacht, um den Wunsch nach Auflösung der Situation durch den Betroffenen zu unterstützen. Zuletzt wird verdeutlicht, dass es bei dem gewählten Vorkommen nicht nur auf die Sicherheit der betroffenen Person, sondern auch auf die der Hilfskräfte ankommt.

4.5.9 Lösungsorientiertes Vorgehen

Ziel des Procedere ist es, möglichst rasch eine Lösungsstrategie zu entwickeln, mit der sowohl die deeskalierende als auch die betroffene Person sich verständlich erklären können. Eine Deeskalation soll nicht dazu führen, dass sich eine Person den Vorstellungen einer anderen Person unterwirft. Der Deeskalationsprozess soll dahingehend gestaltet werden, dass ein gangbarer Kompromiss gefunden wird, auf den sich beide Parteien einigen können.

4.6 Talking Down

„Talking Down" ist eine spezielle Form der Kommunikation, die darauf abzielt, eine beruhigende und unterstützende Verbindung zu hoch angespannten Patienten herzustellen. Diese Technik beruht auf dem Prinzip der einfühlsamen, klaren und beruhigenden Kommunikation, mit dem Ziel, eine Vertrauensbasis zu schaffen und den Patienten in einen kooperativen Zustand zu versetzen (Schuster 2017). Wortwahl und Tonfall können einen erheblichen Einfluss auf die Fähigkeit des Notarztes haben, eine Verbindung herzustellen und eine positive Interaktion zu fördern. Wie läuft das konkret ab?

4.6.1 Ablauf

1. **Empathie und Respekt**: Zeigen Sie Empathie und Respekt. Achten Sie darauf, nicht abwertend oder konfrontativ zu wirken, sondern signalisieren Sie Verständnis für die Gefühle und die Situation des Patienten. Passen Sie Ihre Kommunikation an die spezifische Situation an. Identifizieren Sie mögliche Auslöser und versuchen Sie, dem Patienten das Gefühl von Kontrolle und Auswahl zu geben.
2. **Klare und einfache Sprache**: Verwenden Sie klare und einfache Sprache, um Missverständnisse zu vermeiden. Komplexe oder medizinische Begriffe können Patienten verunsichern. Faustregel: Sprechen Sie so, dass ein sechsjähriger sie verstehen könnte.

3. **Langsam und ruhig sprechen:** Ein ruhiger und langsamer Sprachrhythmus wirkt beruhigend und trägt dazu bei, die Anspannung des Patienten zu reduzieren. Vermeiden Sie es, schnell oder laut zu sprechen. Es kann sein, dass sie manches mehrfach wiederholen müssen, bis es beim Patienten ankommt.
4. **Atem- und Körperkontrolle:** Atmen Sie selbst ruhig und tief, um eine entspannte Atmosphäre zu schaffen. Achten Sie auf Ihre eigene Körpersprache, um dem Patienten Sicherheit zu vermitteln. Vermeiden sie es, sich vor dem Patienten „Aufzubauen" oder ihn in die Ecke zu drängen.
5. **Positives Verstärken:** Betonen Sie positive Verhaltensweisen und ermutigen Sie den Patienten dazu. Loben Sie kooperatives Verhalten und zeigen Sie, dass Sie die Zusammenarbeit schätzen. Ermutigen Sie den Patienten dazu, seine Gefühle auszudrücken und aktiv an der Lösung von Problemen teilzunehmen. Dies fördert das Gefühl von Selbstbestimmung und kann die Kooperation stärken.

Die Anwendung von „Talking Down kann dazu beitragen, hoch angespannte Situationen zu deeskalieren und eine sichere Umgebung für Patienten und medizinisches Personal zu schaffen". Nutzen Sie „Talking Down" als Teil eines umfassenderen Deeskalationsansatzes. Kombinieren Sie die verbale Kommunikation mit nonverbalen Signalen wie einer offenen Körperhaltung und angemessenen Blickkontakt (Kein starren, aber auch kein auf den Boden schauen).

4.6.2 Strukturierte Nachbesprechung

Auf einen besonderen Einsatz sollte entweder ein Debriefing oder eine strukturierte Nachbesprechung folgen. Für kurze Alltags-Debriefings kann die Struktur TALK empfohlen werden, die sich bei beschränkten zeitlichen Ressourcen bewährt hat (https://www.talkdebrief.org/talkhome).

Um im Anschluss an besondere Vorkommnissen die Bedürfnisse der betroffenen Personen angemessen zu berücksichtigen sowie eine Verbesserung der strukturellen Bedingungen zu ermöglichen, sollten folgende Aspekte zur Bewertung herangezogen werden.

- Kam es zu körperlichen Verletzungen? Eintragung ins Verbandbuch notwendig!
- Darlegung von Hilfs- und Beratungsangeboten für geschädigte Personen
- Müssen bestehende Prozesse hinterfragt und angepasst werden?

Tätigkeitsbezogene traumatische Erlebnisse offenbaren sich häufig erst mit zeitlicher Verzögerung, sodass eine möglichst rasche und zeitnahe Aufnahme entsprechender Vorkommnisse von Relevanz ist. Für den Fall traumatischer Ereignisse wie Suizide, Reanimationen oder schweren Verkehrsunfällen besteht beispielsweise der Anspruch auf psychotherapeutische Versorgung durch die Berufsgenossenschaft, in der Regel innerhalb eines Zeitraums von 10–14 Tagen. Anders als bei Leistungsansprüchen gegenüber der Krankenkasse ist die Berufsgenossenschaft auch für Spätfolgen von Arbeitsunfällen als Kostenträger in der Verantwortung (s. Kap. 10).

5 Medikamentöse Behandlungsstrategien bei psychiatrischen Notfällen

Simon Kurzhals

Der präklinische Rahmen stellt denkbar ungünstige Bedingungen für eine differenzierte medikamentöse Behandlungsstrategie dar. Kenntnisse über Vorerkrankungen, Vorbehandlung, Einnahme von Medikamenten, bestehende Intoxikation sind nur einige Punkte, welche bei der Auswahl einer medikamentösen Interventionsstrategie eine Rolle spielen und welche im Notfall häufig lückenhaft vorhanden sind. Insgesamt bleibt jedoch festzuhalten, dass es sich bei den zum Einsatz bei psychischen Erkrankungen oder psychiatrischen Symptomen geeigneten Präparaten lediglich um die Gruppe der Antipsychotika sowie Benzodiazepine handelt. Die Auseinandersetzung mit diesen beiden Wirkstoffgruppen ist trotzdem von Bedeutung, um eine sichere und rationale Anwendung der Substanzen zu ermöglichen.

5.1 Grundlagen der Psychopharmakotherapie

Die Psychopharmakotherapie stellt einen wichtigen Baustein bei der Behandlung psychischer Erkrankungen dar. Das hauptsächliche Ziel einer psychopharmakologischen Intervention ist die Reduktion von psychiatrischen Symptomen. Psychopharmaka entfalten ihre Wirkung über einen Eingriff in zentralnervöse Transmitterstoffe oder Rezeptoren direkt am Gehirn. Unterschieden werden neben der Gruppe von Antipsychotika, Antidepressiva, Phasenprophylaktika und Sedativa weitere Präparate wie beispielsweise Stimulanzien oder Antidementiva. Substanzspezifisch bestehen sowohl Unterschiede innerhalb der Gruppen als auch hinsichtlich der Wirkweise, Effektivität und entsprechender Nebenwirkungen.

5.2 Rationale Pharmakotherapie

Im präklinischen psychiatrischen Notfallsetting sind Behandlungsmöglichkeiten und Ressourcen begrenzt. Medikamentöse Maßnahmen erfolgen oftmals durch pragmatischen Einsatz von vertrauten Präparaten wie Narkotika oder Benzodiazepinen. Hieraus können sich auf verschiedenen Ebenen Problemstellungen ergeben, sodass die Wahl der verwendeten Medikamente gut überlegt sein sollte. Besteht die Indikation zu einer medikamentösen Behandlung, so sollte die Auswahl der Präparate unter Berücksichtigung folgender Aspekte erfolgen:

- Was ist das Behandlungsziel?
- Welches Symptom soll reduziert werden?
- Ist das Medikament geeignet, um das Ziel zu erreichen?
- Ist die Anwendung im vorliegenden Fall sicher?
- Gibt es absehbare Wechselwirkungen zu beachten?

Zur Verdeutlichung der Notwendigkeit, Überlegungen zu einer rationalen Pharmakotherapie anzustellen soll das folgende Fallbeispiel dienen:

Fallbeispiel

Rettungsdienst und Notarzt werden durch die Polizei zu einer randalierenden Person gerufen, da eine bekannte psychische Erkrankung besteht. Die Person lässt sich auf verbaler Ebene nicht deeskalieren. Im Wohnraum fallen leere Spirituosen auf, sodass eine Alkoholintoxikation anzunehmen ist. Aufgrund zunehmender Erregung, vermehrt aggressiven Verhaltensweisen sowie unzureichender Möglichkeit der Beruhigung entscheidet sich der Notarzt für eine Behandlung mit Midazolam und Ketamin in jeweils intranasaler Applikationsform, anschließend erfolgt ein Transport in die nächstgelegene Klinik. Hier erfolgt aufgrund der Grunderkrankung eine psychiatrische Vorstellung. Die diensthabende Psychiaterin lehnt die Übernahme des Patienten allerdings ab, da dieser nun zunehmend somnolent und nur noch auf laute Ansprache erweckbar. Laborchemisch zeigt sich eine Blutalkoholkonzentration von 1,7 Promille. Aufgrund der Mischintoxikation erfolgt bei zunehmender Vigilanzstörung eine intensivmedizinische Überwachung. Von hier aus wird der Patient am Folgetag entlassen, ohne dass eine psychiatrische Behandlung erfolgt.

Die Verwendung der o.g. Kombination im Rahmen eines Erregungszustandes bei Alkoholintoxikation ist unter Berücksichtigung einer rationalen Pharmakotherapie weder angemessen noch sicher. Streng genommen erfolgte sowohl die Verordnung beider Einzelpräparate und insbesondere die Kombination unter Off-Label-Bedingungen bei absoluter Kontraindikation. Im Beispiel führte die präklinische Entscheidung zur Verabreichung der genannten Kombination zu einer unnötigen Gefährdung des Patienten und einer verlängerten Einsatzdauer.

5.3 EXKURS: Vorgehen bei Erregungszustand psychotischer oder unbekannter Ursache

Erregungszustände im präklinischen Rahmen kommen aus unterschiedlichen Ursachen zustande. Psychotische Erkrankungen können hier ebenso ursächlich sein wie Intoxikationen oder anderweitige psychische Erkrankungen. Nach Ausschöpfen nichtmedikamentöser Behandlungsstrategien besteht mitunter der Bedarf einer pharmakologischen Intervention. Die wissenschaftliche Datenlage zur medikamentösen Behandlung psychotischer Erregungszustände zeigt Wirksamkeit für Antipsychotika (Haloperidol, Aripiprazol, Olanzapin u.a.) und Sedativa (Beruhigungsmittel, Benzodiazepine). Durch Studien gut belegt ist sowohl eine Behandlung mit Benzodiazepinen, vorrangig Lorazepam (Amore 2021), als auch mit Antipsychotika, vorwiegend Haloperidol (Ostinelli 2017). Anhand der mitunter erheblichen methodischen Unterschiede in den Studien und unter Berücksichtigung von Nebenwirkungen einer Kombinationsbehandlung wird zunächst eine Monotherapie mit Haloperidol empfohlen. Die Praxis zeigt, dass im Rettungsdienst sowohl Erfahrung in der Verordnung als auch die Verfügbarkeit von Benzodiazepinen wie Lorazepam und Midazolam ein Argument für die bevorzugte Nutzung sein kann.

Viele Psychopharmaka weisen Wechselwirkungen mit weiteren Medikamenten auf. Gerade die häufig in der Notfallpsychiatrie eingesetzten Präparate zeichnen sich dabei durch ihre Verträglichkeit und Sicherheit aus und verfügen über eine gewisse therapeutische Breite. Trotzdem kann es bei einer vorbestehenden Medikation zu Wechselwirkungen kommen. Die Einnahme einzelner Antidepressiva oder Benzodiazepine kann im Rahmen der Beeinflussung enzymatischer Abbauprozesse beispielsweise den Wirkstoffspiegel von Haloperidol beeinflussen. Von Relevanz ist die Kenntnis verordneter Internistika, welche die kardiale Reizüberleitung beeinflussen und so das Risiko einer QTc-Zeitverlängerung erhöhen können (Harvey 2013). Polypharmazie ist bei Personen mit psychischen Erkrankungen ein häufiges Phänomen und daher oftmals mit einem erhöhten Risiko von Arzneimittelinteraktionen behaftet (Petri 2020).

5.4 EXKURS: QTc-Zeit Verlängerung

Die Behandlung mit Psychopharmaka kann die QT-Zeit beeinflussen (Beach 2013). Die QT-Zeit beschreibt das EKG-Intervall zwischen Q-Zacke und dem Ende der T-Welle und entspricht der Gesamtdauer der Herzkammererregung. Veränderungen der QT-Zeit können angeboren oder erworben sein, jedoch auch sporadisch auftreten. Werte von > als 460 ms bei Frauen bzw. >450 ms bei Männern werden als QT-Zeitverlängerung betrachtet. Ab einem Wert von >500 ms besteht ein erhöhtes Risiko für die Entwicklung von Herzrhythmusstörungen wie beispielsweise Torsade-de-Pointes. Entwickelt eine Person unter der Einnahme von Psychopharmaka eine relevante QTc-Zeitverlängerung, sollte unter Risikoabwägung entschieden werden, ob eine Dosisreduktion oder eine alternative Verordnung erfolgen muss. Insbesondere bei Haloperidol wurde bei intravenöser Anwendung ein erhöhtes Risiko für eine QTc-Zeitverlängerung beobachtet. Dementsprechend wird in einem Rote-Hand-Brief zur Verordnung von Haloperidol darauf hingewiesen, dass eine intravenöse Anwendung lediglich unter Monitorüberwachung erfolgen kann.

5.5 Antipsychotika

Antipsychotika werden in typische, auch klassische Antipsychotika und atypische Antipsychotika unterteilt. Ob psychotische Symptome, aggressive Verhaltensweisen oder manische Zustandsbilder: Der Einsatz von Antipsychotika ist weit verbreitet und doch erfolgt die Verordnung im präklinischen Rahmen eher selten. Im Vergleich mit intravenös oder intranasal applizierten Narkotika oder Benzodiazepinen stellt die zeitliche Wirklatenz von Antipsychotika einen bedeutsamen Faktor dar. Trotzdem erscheint aus psychiatrischer Perspektive die Gabe von Antipsychotika sinnvoll und zumeist sicherer. Antipsychotika haben Wirkung auf die psychotische Zielsymptomatik. Die Ursache eines Erregungszustands lässt sich im präklinischen Setting oftmals nicht ohne weiteres herleiten. Besteht der Verdacht auf eine Intoxikation, ist häufig unklar, welche Substanzen eingenommen wurden. Die medikamentöse Behandlung mit einem Antipsychotikum kann hier mitunter sinnvoller sein, als eine Mischintoxikation durch die Gabe von zusätzlichen Benzodiazepinen zu riskieren (Messer 2017).

5.6 Verabreichung

Einige Antipsychotika, sowohl der ersten als auch der zweiten Generation, lassen sich intramuskulär applizieren. Dies ist im Vergleich zur oralen Gabe hinsichtlich eines schnelleren Wirkeintritts als vorteilhaft zu bewerten. Da im Notfall ein schneller Wirkeintritt gewünscht ist, werden im folgenden Präparate aufgeführt, die neben der oralen Gabe auch für eine parenterale Applikationsform geeignet sind.

5.6.1 Haloperidol

Haloperidol verfügt über eine starke antipsychotische Wirkung mit dosisabhängiger Sedierung. Bei psychotischen Syndromen kann Haloperidol sehr rasch Wahnsymptome reduzieren und zeigt auch bei manischen Symptomen gute Wirksamkeit. Die Zulassung umfasst die Behandlung akuter und chronischer Psychosen, organische Psychosen, manische Syndrome sowie psychomotorische Erregungszustände. Haloperidol wirkt hauptsächlich über die Blockade von Dopamin-D2-Rezeptoren, sodass es zu Nebenwirkungen wie extrapyramidalen Symptomen wie Dyskinesien oder einem Parkinsonoid kommen kann. Motorische Nebenwirkungen lassen sich mittels Gabe von Anticholinergika wie Biperiden gut und rasch behandeln. Vegetative Nebenwirkungen umfassen Schwindel oder Hypotonie und Sedierung. Es scheint Patientengruppen zu geben, die eher mit Nebenwirkungen reagieren als andere (Gao 2008).

Applikation und Dosis

Haloperidol kann in Tropfen-, Tabletten- oder Injektionsform erfolgen. Klinisch bewährt hat sich die Dosierung von 5–10 mg bei akuten psychotischen Erregungszuständen. Nach intramuskulärer Gabe ist mit einem Wirkungseintritt nach etwa 20 Minuten zu rechnen. In Kombination erfolgt zudem häufig die Gabe eines Benzodiazepins.

Haloperidol kann bei alkoholintoxikierten Patienten bei der Behandlung von Erregungszuständen hilfreich sein, wenn aufgrund der Intoxikation die Gabe von Benzodiazepinen kontraindiziert sind (s.o.). Der Einsatz von Haloperidol bei Alkoholintoxikation ist jedoch Off-Label. Unter Berücksichtigung der Studienlage ist die Substanz jedoch diejenige, mit der am meisten Erfahrungen bestehen.

Haloperidol eignet sich sehr gut zur Behandlung akuter Erregungszustände sowie im Rahmen dessen auftretender Aggression. Aufgrund der gering zentralnervös dämpfenden Eigenschaften des Präparates kann eine (Off-Label!) Gabe auch im Rahmen von Alkoholintoxikationen erwogen werden.

5.7 Benperidol

Bei Benperidol handelt es sich ebenso wie bei Haloperidol um ein Butyrophenon, dessen Wirkung ebenfalls über eine Dopamin-D2-Rezeptor-Blockade vermittelt wird. Es handelt sich im Wesentlichen um ein Reserveantipsychotikum, welches gegenwärtig die höchste antipsychotische Potenz der verfügbaren injizierbaren Antipsychotika aufweist. Aufgrund der häufig auftretenden motorischen Nebenwirkungen wird es eher selten eingesetzt. Der Vorteil der Substanz liegt in der intravenösen Anwendungsmöglichkeit mit schnellem Wirkeintritt. Im Gegensatz zu Haloperidol besteht keine Notwendigkeit zur Monitorüberwachung.

5.8 Olanzapin

Olanzapin ist zur Behandlung der Schizophrenie sowie Manie im Rahmen bipolarer Störungen zugelassen und weist bei ebenfalls hochpotenter antipsychotischer Wirkung ein günstigeres Profil hinsichtlich motorischer Nebenwirkungen auf. Das Auftreten von EPMS ist deutlich seltener als bei der Einnahme von Haloperidol. Neben der Blockade von Dopamin-D2- und D4-Rezeptoren werden weitere Rezeptorsysteme gehemmt, woraus sich mögliche Nebenwirkungen wie Schwindel, Hypotension, Mundtrockenheit, Obstipation, Müdigkeit und Gewichtszunahme ableiten. Olanzapin gehört zu den am häufigsten verordneten Antipsychotika der zweiten Generation.

5.8.1 Applikation und Dosis

Die empfohlene Dosis zur Behandlung liegt bei 10 mg, eine intramuskulär injizierbare Formulierung ist verfügbar. Bei parenteraler Gabe ist mit einem Wirkungseintritt ab einem Zeitraum von 15 Minuten zu rechnen. Der Vorteil der Substanz ist, dass neben der antipsychotischen Wirkung auch eine Sedierung vermittelt wird, sodass eine Kombination mit einem weiteren Präparat nicht notwendig wird. Bei parenteraler Gabe ist die gleichzeitige Gabe von Benzodiazepinen kontraindiziert, da sich die zentral dämpfende Wirkung beider Substanzen addiert und zudem das Risiko eines plötzlichen Herztods besteht.

Olanzapin weist bei der Akutbehandlung ein geringes Nebenwirkungsspektrum auf und hat eine zuverlässige antipsychotische Wirkung. Der Einsatz bietet sich auch an, wenn psychomotorische Unruhe im Verbindung mit psychotischer Symptomatik besteht und eine sedierende Behandlung mit Benzodiazepinen nicht geeignet ist.

Auf die Kombination von Olanzapin und Benzodiazepinen sollte bei parenteraler Gabe verzichtet werden, da sich unter anderem die dämpfende Wirkung beider Präparate gegenseitig verstärkt. Zudem besteht das erhöhte Risiko kardialer Komplikationen.

5.9 Aripiprazol

Aripiprazol gehört hinsichtlich des Wirkmechanismus zu den neuartigeren, auch Drittgenerationsantipsychotika genannten Präparaten. Eine Zulassung besteht zur Behandlung von Schizophrenien ab einem Alter von 15 Jahren sowie zur Behandlung von manischen Episoden im Rahmen bipolarer Störungen ab dem 13. Lebensjahr (im Alter von 13–18 Jahren für eine Dauer von zwölf Wochen). Aufgrund des neuartigen Wirkmechanismus kommt es zu noch weniger EPMS, jedoch kann es dosisabhängig zu motorischen Nebenwirkungen wie Akathisie oder auch psychomotorischer Unruhe kommen.

5.9.1 Applikation und Dosis

Die Dosisempfehlung von Aripiprazol liegt bei 10 mg, die injizierbare Formulierung weist eine Dosis von 9,75 mg auf. Mit einem Wirkeintritt kann ab 60 Minuten post injectionem gerechnet werden.

Bei Aripiprazol handelt es sich um ein wirksames Präparat, welches sich akut bei weniger schweren Störungsbildern und bekannter Empfindlichkeit auf Antipsychotika besonders eignet. Es besitzt zudem keine sedierende Wirkung.

5.10 EXKURS: Risperidon

Von den hier aufgeführten Antipsychotika handelt es sich bei Risperidon um das einzige antipsychotisch wirksame Präparat, welches lediglich in oraler Form aufgenommen werden kann. Es besteht jedoch explizit eine Zulassung für die Behandlung aggressiver Verhaltensweisen im Rahmen demenzieller Erkrankungen, sodass das Präparat aus diesem Grund aufgeführt werden soll. Die am häufigsten beobachteten Nebenwirkungen stellen Gewichtszunahme, Hyperprolaktinämie und extrapyramidalmotorische Nebenwirkungen dar.

5.11 Benzodiazepine

Die Gruppe der Benzodiazepine hat einen breiten Einsatzbereich. Je nach Präparat besteht eine Zulassung zur Behandlung von Unruhezuständen, (präoperativen) Sedierung oder der Behandlung von epileptischen Anfällen. Benzodiazepine bewirken die Verstärkung der GABAergen Übertragung. Neben abweichender Affinität zum GABA-A-Rezeptor werden kurze- von langwirksamen Substanzen unterschieden.

Benzodiazepine besitzen fünf Hauptwirkdomänen. Neben einer anxiolytischen, sedierenden und antikonvulsiven, besteht eine muskelrelaxierende Wirkung. Jedes einzelne Präparat verfügt über ein individuelles Wirkprofil. Von Relevanz ist, dass sich einzelne Substanzen für bestimmte Zielsymptome besser eignen als andere. Es gibt also pharmakologische Gründe, warum beispielsweise das eine Benzodiazepin besser zur Behandlung von ängstlichen, mutistischen oder katatonen Symptomen geeignet ist als andere. Insgesamt ist die Anwendung von Benzodiazepinen als sicher zu bewerten, solange bestimmte patientenseitig konstitutionelle Aspekte oder auch eine bereits vorbestehende Intoxikation berücksichtigt werden.

Die klinisch häufig eingesetzten und parenteral verabreichbaren Substanzen sollen hier kurz anhand ihrer wesentlichen Merkmale vorgestellt werden:

Lorazepam

- Wirkstoff mit guter anxiolytischer und antikonvulsiver Eigenschaft und mittlerer Halbwertszeit.
- oral (sublingual) und als Lösung zur intravenösen oder intramuskulären Applikation verfügbar
- zuverlässige Wirkung auf katatone Symptome im Rahmen schizophrener Psychosen
- keine Verstoffwechselung über CYP-450-Enzym

Diazepam

- lange Halbwertszeit mit sowohl guter anxiolytischer und sedierender Wirkung
- verfügbar als Tablette, Lösung oder zur intravenösen sowie intramuskulären Applikation
- verbreiteter Einsatz zur Behandlung des Alkoholentzugssyndroms

Midazolam

- kurze Halbwertzeit mit überwiegend hypnotischer und sedierender Wirkung
- schnellerer Wirkeintritt im Vergleich zu anderen Benzodiazepinen
- Einsatz im psychiatrischen Setting eher selten

Bei Überdosierungen oder Intoxikationen mit Benzodiazepinen steht mit Flumazenil ein Antidot zur Verfügung.

Wirkprofil Benzidiazpine

- **anxiolytisch:** Lorazepam, Diazepam
- **sedierend:** Midazolam, Diazepam
- **antikonvulsiv:** Lorazepam, Diazepam

5.12 EXKURS: Ketamin

Das Narkotikum Ketamin ist aus jahrzehntelanger Anwendung vor allem der Anästhesie und Notfallbehandlung bekannt. Ketamin induziert eine dissoziative Anästhesie, was bedeutet, dass sowohl eine narkotische als auch analgetische Wirkung bei erhaltener Reflextätigkeit erzeugt wird. Der wesentliche Indikationsbereich liegt daher bei der Versorgung von schweren traumatischen Verletzungen oder wenn eine Atemwegssicherung anderweitig nicht möglich ist. Akute antidepressive und antisuizidale Effekte wurden bei der Anwendung von Ketamin bereits vor über 20 Jahren beobachtet. Aufgrund dessen findet das Präparat seit vielen Jahren regelmäßig Anwendung bei der Behandlung schwerer depressiver, Off-Label in intravenöser oder intramuskulärer Applikation sowie mittlerweile als zugelassene intranasale Behandlungsmöglichkeit bei akuter und therapieresistenter Depression in Kombination mit einem SSRI oder SNRI (Nikolin 2023).

> *Obwohl viele Notfallmediziner mit der Verordnung von Ketamin vertraut sind, ist das Präparat zur Behandlung akuter psychiatrischer Notfälle nicht geeignet. Die Anwendung zur Behandlung psychischer Erkrankungen sollte geplant und unter geeigneten Umständen, eingebettet in ein Behandlungskonzept, erfolgen.*

6 Rechtliche Rahmenbedingungen bei der Behandlung psychischer Erkrankungen

Deborah Scholz-Hehn und Simon Kurzhals

Handlungen, auch medizinische Behandlungen, die gegen den Willen von betroffenen Personen erfolgen, sind strafbar. Der Gesetzgeber hat in einem engen Rahmen vorgegeben, wann und unter welchen Umständen eine medizinische Behandlung auch ohne Einwilligung betroffener Personen vorgenommen werden. Da die Indikation zur medizinischen Behandlung mitunter unabhängig von der Einwilligungsfähigkeit bestehen kann, ist die Auseinandersetzung mit den verschiedenen (Rechts-)Begriffen von Bedeutung. Medizinische Untersuchungen und Behandlungen sind nicht strafbar, insofern ein informiertes Einverständnis oder medizinische Notfälle mit akuter vitaler Bedrohung vorliegen.

6.1 Freier Wille

Der freie Wille ist ein anhaltend kontrovers diskutierter Begriff, welcher neben theologisch-philosophischen, gesellschaftlich-soziologischen und naturwissenschaftlichen auch juristische und weitere Bereiche umfasst, die hier im Detail nicht weiter aufgeführt werden sollen. Bisher existiert keine einheitliche Begriffsbestimmung des freien Willens. Im Rechtskonzept wird die Bildungsfähigkeit eines freien Willens als Grundeigenschaft eines Menschen jedoch vorausgesetzt. Laut § 104f. BGB kann die freie Willensbildung nur im Zustand der Bewusstlosigkeit oder krankhafter (oder vorübergehender) Störung der Geistestätigkeit dauerhaft oder vorübergehend unmöglich sein. Ein freier Wille mit entsprechender Handlungsfreiheit liegt vor, wenn eine Person ihren Willen nach persönlichen Motiven und Neigungen und weitestgehend ohne Beeinflussung bilden kann. Sowohl aus rechtlicher als auch medizinisch-psychiatrischer Sichtweise kann das Vorliegen einer Erkrankung die freie Willensbildung derart beeinträchtigen, dass eine unbeeinflusste Entscheidungsfähigkeit nicht mehr vorliegt. Der freie Wille steht in direkter Abhängigkeit sowohl zur Einsichtsfähigkeit und der Fähigkeit, sein Handeln nach der bestehenden Einsicht auszurichten (Neuner 2018).

Fallbeispiel

Eine 74-jährige Patientin befindet sich seit einigen Tagen aufgrund eines Harnwegsinfekts, Dehydratation und abnehmender Nierenfunktion in stationärer Behandlung. Die Behandlung erfolgt mittels i.v.-Antibiose und Flüssigkeitsgabe. Am vierten Behandlungstag zeigt die Patientin ein verändertes Zustandsbild, verkennt Teile des Klinikpersonals als Familienmitglieder und wähnt sich auf einer Geburtstagsfeier. In der vorangegangenen Nacht musste die Patientin mehrfach von einer Nachbarstation zurückgeführt und das Zimmer gebracht werden. Die initiierte intravenöse Antibiotikagabe lehnt die Patientin nun ab und entfernt die angelegten Verweilkanülen.

6.2 Natürlicher Wille

Vom freien Willen ist der Begriff des natürlichen Willens abzugrenzen. Der natürliche Wille beschreibt eine Willensäußerung ohne das Vorliegen von Einsichts- und/ oder Steuerungsfähigkeit. Konkret ist beispielsweise davon auszugehen, dass eine Person mit einem Vergiftungswahn nicht über die Möglichkeiten zur freien Willensbildung verfügt, was Nahrungs- oder Medikamenteneinnahme angeht, und somit lediglich einen natürlichen Willen formulieren kann.

6.3 Mutmaßlicher Wille

Der mutmaßliche Wille spielt eine Rolle, insofern es betroffenen Personen nicht mehr möglich ist, einen konkreten Willen hinsichtlich notwendiger oder anstehender medizinischer Behandlungen zu äußern. Ein mutmaßlicher Wille wird im Notfall oftmals entweder durch Behandler (typische Konstellation: Notarzt kommt zu einem bewusstlosen und verletzten Patienten. Die Grundlage der Versorgung stellt der medizinische Notfall dar, es wird davon ausgegangen, dass die betroffene Person im Zustand der Gesundheit mutmaßlich eine entsprechende Versorgung befürwortet) oder in gemeinsamer Überlegung mit Behandlern und Angehörigen ermittelt.

Fallbeispiel

Ein Patient einer schweren Kopfverletzung muss auf der Intensivstation intubiert und sediert werden. Im Behandlungsverlauf kommt es zur Erhöhung des Hirndrucks, sodass eine entlastende Bohrlochtrepanation erfolgen muss. Da der Patient nicht selbst über die geplante Therapie aufgeklärt werden kann, mutmaßen die Behandler, dass er im wachen Zustand eine Behandlung wünschen würde. Die Behandler führen die Intervention ohne Rücksprache mit dem Patienten durch.

6.4 Einwilligungsfähigkeit

Bei der Einwilligungsfähigkeit handelt es sich um einen Rechtsbegriff, der die Fähigkeit bezeichnet, rechtsgültig in eine medizinische Behandlung einwilligen zu können (Ärzteblatt 2019). Ein medizinischer Eingriff stellt ohne wirksame Einwilligung des Patienten eine Rechtsverletzung dar. Die mit einem medizinischen Eingriff verbundene Verletzung der körperlichen Integrität ist lediglich dann straffrei, wenn wirksam in eine Behandlung eingewilligt wurde.

Eine Einwilligungsfähigkeit besteht, insofern

- Verständnis gegenüber dem Sachverhalt besteht, in welchem eine Entscheidung erforderlich ist (Der Patient kann seine Erkrankung benennen und versteht die Empfehlung eines Arztes. Er ist darüber hinaus in der Lage, Empfehlungen in seinen eigenen Worten wiedergeben.);
- die Fähigkeit zur Verarbeitung besteht, Risiko und Folgen der gegenwärtigen Situation einzuschätzen (Ein psychotischer oder auch intoxikierter Patient kann Risiko und mögliche Folgen der aktuellen Symptomatik eventuell nicht vollständig erfassen, da krankheitsbedingt eine Störung der Auffassung oder Verarbeitung der Informationen besteht.);
- eine Abwägung erfolgen kann, die eine Bewertung des Für und Wider der Behandlung unter Berücksichtigung der persönlichen Interessen und Werte ermöglicht;
- aufgrund von Verständnis, Verarbeitung und Bewertung eine Willensbildung vorgenommen werden kann (Der Patient kommt zu einer Entscheidung, bleibt, trotz ggf. vorhandener Ambivalenzen, bei dieser Entscheidung und vertritt sie konkludent.).

Konkrete Bedeutung erlangt die Einwilligungsfähigkeit im psychiatrischen Notfall, wenn sich eine objektivierbare Gefährdungssituation auf der Grundlage einer psychischen Erkrankung entwickelt hat und eine Indikation zur psychiatrischen Behandlung besteht, die betroffene Person jedoch eine Behandlung ablehnt. Bestehen im Notfall anhand der erhältlichen Informationen aus Anlassumständen, (Fremd)-Anamnese, klinischer Evaluation sowie in der Kommunikation mit Betroffenen keine hinreichenden Fähigkeiten, eine auf Abwägung und Vernunft gegründete Entscheidung herbeizuführen, ist die Person einwilligungsunfähig (Kröber 1998).

Die Einwilligungsfähigkeit wird hierbei nie allgemein beurteilt, sondern bezieht sich immer auf einen bestimmten Aspekt, z.B. eine Untersuchung oder das Verlassen der Station gegen ärztlichen Rat. Auch führt das alleinige Vorhandensein einer psychiatrischen Diagnose nicht zum automatischen Fehlen einer Einwilligungsfähigkeit. Eine vorliegende gesetzliche Betreuung schließt eine Einwilligungsfähigkeit einer betroffenen Person ebenfalls nicht aus. Insofern eine gesetzliche Betreuung besteht und die betroffene Person gegenwärtig nicht einwilligungsfähig ist, kann die gesetzliche Betreuung Entscheidungen zur Gesundheitsfürsorge treffen.

Bei der Einwilligungsfähigkeit handelt es sich um ein dichotomes Merkmal; es besteht entweder Einwilligungsfähigkeit oder nicht.

6.5 Entscheidungsfähigkeit

Entgegen der kategorialen Einwilligungsfähigkeit handelt es sich bei der Entscheidungsfähigkeit um ein dimensionales Merkmal. Um einwilligungsfähig zu sein, muss jedoch ein Mindestmaß an Entscheidungsfähigkeit vorliegen. In Abhängigkeit der Komplexität zu treffender Entscheidungen sowie der individuellen Ressourcen der Person besteht also eine graduell ausgeprägte Kapazität zur Entscheidungsfähigkeit. Eine nicht einwilligungsfähige Person kann trotzdem über Entscheidungsfähigkeit verfügen. Diese kann jedoch derart beeinträchtigt sein, dass ein komplexer Sachverhalt nicht verarbeitet und auf dieser Ebene ggf. Unterstützung bei der Entscheidungsfindung notwendig werden kann.

6.6 Entscheidungsassistenz

Mit Entscheidungsassistenz wird ein Vorgehen beschrieben, welches ein im Rahmen der Möglichkeiten zu erreichendes Höchstmaß an Selbstbestimmung und Verbesserung der Entscheidungsfähigkeit zum Ziel hat. Trotz gegebener Einwilligungsunfähigkeit soll also die Validität und Qualität einer Zustimmung oder Ablehnung einer Behandlung verbessert werden. Gängige Maßnahmen sind beispielsweise die Möglichkeit der Bedenkzeit, Beratung mit Vertrauenspersonen, eine Zweitmeinung einzuholen oder auch Stellvertreterentscheidungen zu ermöglichen (Scholten 2022).

6.7 Konkludentes Verhalten

Personen können erkrankungsbedingt in der Kommunikationsfähigkeit deutlich eingeschränkt sein. Wer beispielsweise auf freiwilliger Rechtsgrundlage auf einer geschützten Station behandelt wird, sollte eine entsprechende Freiwilligkeitserklärung unterzeichnen. Aus verschiedenen Gründen kommt es dazu, dass erkrankte Personen die Leistung einer entsprechenden Unterzeichnung ablehnen. Diese Person zeigt jedoch durch ihr Verhalten, dass der Verbleib auf einer entsprechenden Station toleriert wird. Solange das Verhalten der Person keiner aktiven Ablehnung der Behandlung auf verbaler oder motorischer Ebene entspricht, und/oder auf Nachfrage eine freiwillige Behandlung bejaht wird, handelt es sich um konkludentes, also schlüssiges Verhalten welches die Fortführung der Behandlung im rechtssicheren Rahmen ermöglicht. Das Heranziehen konkludenten Verhaltens als Zeichen des mutmaßlichen Willens setzt jedoch eine bestehende Einwilligungsfähigkeit voraus. Selbiges kann natürlich auch auf Personen im präklinischen Rahmen zutreffen, beispielsweise wird ein Transport in eine psychiatrische Klinik toleriert, ohne dass Anhaltspunkte dafür bestehen, dass die Fahrt von der Person abgelehnt wird. Zusammengefasst versteht man unter konkludentem Verhalten eine stillschweigend und durch schlüssig-nachvollziehbares Verhalten ausgedrückte Willensbestimmung.

6.8 Rechtfertigender Notstand

Unter bestimmten Umständen, wie beispielsweise einem vital bedrohlichen medizinischen Notfall, kann bei Gefährdung einer Person ein medizinischer Eingriff nötig werden, ohne dass diese Person in die Maßnahme einwilligt oder dieser sogar widerspricht. Besteht eine gegenwärtige Gefahr für die körperliche Unversehrtheit einer Person und ist eine Einwilligung in die notwendige Behandlung nicht erhältlich oder die Person ist nicht einwilligungsfähig, ist eine Behandlung im rechtfertigenden Notstand in Betracht zu ziehen. Grundlage einer solchen Behandlung ist neben der objektiven Erforderlichkeit der Behandlung auch der Umstand, dass eine weniger eingreifende Alternative zur Gefahrenabwehr nicht zur Verfügung steht.

In § 34 StGB heißt es:

> *„Wer in einer gegenwärtigen, nicht anders abwendbaren Gefahr für Leben, Leib, Freiheit, Ehre, Eigentum oder ein anderes Rechtsgut eine Tat begeht, um die Gefahr von sich oder einem anderen abzuwenden, handelt nicht rechtswidrig, wenn bei Abwägung der widerstreitenden Interessen, namentlich der betroffenen Rechtsgüter und des Grades der ihnen drohenden Gefahren, das geschützte Interesse das beeinträchtigte wesentlich überwiegt. Dies gilt jedoch nur, soweit die Tat ein angemessenes Mittel ist, die Gefahr abzuwenden."*

Der § 34 StGB garantiert den handelnden Personen lediglich Straffreiheit, wenn in der akuten Situation zur Abwendung einer vitalen Bedrohung oder zum Schutz dritter Personen gehandelt wird. In der psychiatrischen Praxis ist der rechtfertigende Notstand von Bedeutung, sobald eine Abwägung zwischen zwei Rechtsgütern notwendig wird.

Klinischer Fall

Eine 45-jährige Patientin befindet sich bereits seit mehreren Wochen auf der Rechtsgrundlage eines Unterbringungsbeschlusses in einer psychiatrischen Klinik. Medikamente werden lediglich sporadisch und in einer nicht vorgesehen geringeren Dosis eingenommen. Im Rahmen eines psychotischen Erregungszustandes entwickelt die Patientin eine wahnhafte Realitätsverkennung. Sie gibt an, dass Kameras in ihre Augen eingebaut worden seien, woraufhin die fortwährend ihren Kopf gegen eine Wand schlägt. Engmaschige Betreuung und zwischenzeitlich erfolgte Fixierungsmaßnahmen zeigten keinen Erfolg, sodass letztlich bei Weigerung von Medikamenteneinnahme eine zwangsweise Medikation mit Olanzapin intramuskulär erfolgte. In kurzem Intervall kam es so zu einer Beruhigung der Patientin, sodass die Fixierung beendet werden konnte.

Anhand des Beispiels lässt sich nachvollziehen, dass nach Ausschöpfung deeskalierender Maßnahmen wie engmaschiger Betreuung und Fixierungsmaßnahmen keine hinreichende Gefahrenabwehr erreicht werden konnte. Die zwangsweise Medikation war in diesem Fall ein geeignetes Mittel, um die anhaltende Gefahr einer schweren Körperverletzung abzuwenden.

Ein weiteres Beispiel: Ein 62-Jähriger wird nach Alarmierung durch die Nachbarn vom Rettungsdienst in seiner Wohnung angetroffen. Er befindet sich in einem exsikkierten und geschwächten Zustand, die Körperkerntemperatur beträgt 38,9°C. Nachdem er in die Notaufnahme transportiert wurde, verweigert der Patient jedoch jegliche weitere Diagnostik (*natürliche Willensäußerung*). Er

> bezichtigt das Krankenhauspersonal, man werde Experimente mit seinem Blut anstellen und es dem Teufel zu trinken geben. Das Vorhandensein einer fieberhaften Erkrankung streitet der Patient ab, er sei nur „durch Strahlen überhitzt" worden. Da die Einwilligungsfähigkeit angezweifelt wird, erfolgt nach rechtfertigendem Notstand eine Blutentnahme gegen den Widerstand des Patienten unter Halten seiner Arme nach § 34 StGB.

Anhand dieses Fallbeispiels lässt sich nachvollziehen, dass aufgrund des krankheitsbedingten Verhaltens des Patienten wie im StGB genannt eine (Gefahr für Leben [...] und Leib) besteht, demgegenüber wiederum das Recht auf körperliche Unversehrtheit im Hinblick auf den Einsatz einer medikamentösen Zwangsbehandlung steht. Unter Abwägung der beiden Rechtsgüter fiel hier die Entscheidung zugunsten des Schutzes der Gesundheit i.S. der Verhinderung einer schweren Kopfverletzung.

6.9 Unterbringung in einer psychiatrischen Klinik

Geht von psychisch erkrankten Personen eine Gefahr für sich oder andere Personen aus und sind die betroffenen Personen krankheitsbedingt nicht in der Lage, auf freiwilliger Rechtsgrundlage eine Behandlung in einer psychiatrischen Klinik in Anspruch zu nehmen, können Unterbringungsmaßnahmen gegen den Willen erkrankten Personen ergehen. Diese Unterbringungsmaßnahmen können auf Basis des öffentlichen Rechts, des Bürgerlichen Gesetzbuchs oder des Strafgesetzbuchs erfolgen. Je nachdem, um welchen Anlass es sich bei der individuell betroffenen Person handelt. Eine psychotische Person, die sich erkrankungsbedingt akut mit wahnhafter Verkennung zeigt und über keine ausreichende Steuerungsfähigkeit verfügt und aggressiv oder tätlich gegenüber Dritten ist, könnte bei Gefährdung beispielsweise nach PsychKG untergebracht werden. Eine gesetzlich betreute Person, die an einer Demenz erkrankt ist, aufgrund von Desorientierung und geminderter Kritikfähigkeit hilflos ihre Wohnung verlässt und sich verläuft, könnte auf Antrag der gesetzlichen Betreuung nach Betreuungsrecht untergebracht werden. Begeht eine psychisch erkrankte Person eine schwere Straftat und war zum Zeitpunkt der Begehung erkrankungsbedingt weder einsichts- noch steuerungsfähig, kann eine forensisch-psychiatrische Unterbringung im Rahmen des Strafgesetzbuches angebracht sein.

6.10 Psychisch-Kranken-Gesetze (PsychK(H)G)

Bei dem PsychKG, teils auch PsychKHG, handelt es sich um ein Landesgesetz. Entsprechend existieren innerhalb Deutschlands 16 unterschiedliche Ausführungen mit den für das jeweilige Bundesland abgefassten Inhalten. Es gibt Unterschiede in den einzelnen Spezifikationen, welche hier beispielhaft erwähnt werden sollen (s. Tab. 15). Für die jeweiligen Anwendungsregelungen verweisen die Autoren auf die entsprechenden Gesetze.

Das PsychK(H)G regelt die Anwendung von Hilfen für Personen, bei denen Anzeichen für eine psychische Erkrankung bestehen, die psychisch erkrankt sind oder bei denen die Folgen einer psychischen Krankheit fortbestehen. Neben der Möglichkeit, Hilfen und Behandlungsangebote an betroffene Personen zu vermitteln, regelt das PsychK(H)

Tab. 15 Unterschiede nach Bundesländern (Auswahl)

Nordrhein-Westfalen	Zwangsbehandlung bei Gefährdung von Betroffenen und Dritten Sicherungsmaßnahmen bei Gefährdung der Gesundheit von Betroffenen und Dritten Genehmigung bei längerem Zeitraum (>30 Minuten) oder regelmäßiger Wiederholung einzuholen	§§ 18 20 PsychKG
Niedersachsen	Zwangsbehandlung bei Gefahr für Gesundheit und Leben des Betroffenen, Sicherungsmaßnahmen und Zwangsbehandlung auch bei Gefährdung Dritter unverzügliche Benachrichtigung des Gerichts	§ 21 b, c NPsychKG
Berlin	Zwangsbehandlung lediglich bei Gefährdung des Betroffenen, bei Gefährdung Dritter Sicherungsmaßnahmen Benachrichtigung des Betreuungsgerichts bei Dauer von Sicherungsmaßnahmen > 18 Std	§§ 28, 39 PsychKG
Hessen	Zwangsbehandlung bei Gefährdung von Betroffenen und Dritten ohne Zustimmung des Gerichts Zustimmung des Gerichts nur bei Fortführung einer Zwangsbehandlung notwendig keine einheitliche Reglung hinsichtlich Sicherungsmaßnahmen.	§ 21 f, PsychKHG
Mecklenburg-Vorpommern	Zwangsbehandlung bei Gefährdung für Gesundheit und Leben des Betroffenen und Dritten Einwilligung des Gerichts ist nachzuholen Sicherungsmaßnahmen bei Gefahr für Betroffene oder erhebliche Rechtsgüter Dritter bei Fixierungen >30 Minuten keine gerichtliche Zustimmung notwendig	§ 21, PsychKG-MV
Bayern	keine Regelung zur Zwangsbehandlung, keine Erwähnung von Sicherungsmaßnahmen „Wenn der untergebrachten Person ... über einen längeren Zeitraum die Freiheit entzogen werden soll ... bedarf es der vorherigen Genehmigung des Gerichts. Ohne Genehmigung sind diese Maßnahmen nur zulässig, wenn nur den Aufschub Gefahr verbunden ist."	Art. 29, BayPsychKHG
Saarland	Zwangsbehandlung bei Gefahr für betroffene Person oder Dritte, keine einheitliche Regelung hinsichtlich Sicherungsmaßnahmen	§ UBG

G außerdem die Anordnung von Schutzmaßnahmen sowie die Unterbringung in einem psychiatrischen Krankenhaus insofern neben einer psychischen Erkrankung folgende Eingangskriterien vorliegen:

Neben dem Schutz der erkrankten Personen regelt das PsychK(H)G die Anordnung von Maßnahmen zum Schutz Dritter:

- Durch gegenwärtiges krankheitsbedingtes Verhalten besteht eine erhebliche Selbstgefährdung oder die erhebliche Gefährdung bedeutender Rechtsgüter anderer Personen.

- Von einer gegenwärtigen Gefahr ist auszugehen, wenn ein schadensstiftendes Ereignis unmittelbar bevorsteht oder sein Eintritt zwar unvorhersehbar, wegen besonderer Umstände jedoch jederzeit zu erwarten ist.

Das gefährliche Verhalten muss aufgrund einer psychischen Erkrankung auftreten, die Gefährdung muss schwerwiegend sein und akut sein.

> **Fallbeispiel**
>
> Ein 32-Jähriger wirft in der Fußgängerzone Steine gegen geparkte Autos. Den hinzugerufenen Polizeibeamtinnen berichtet er aufgebracht, er befinde sich in einem „Glaubenskrieg" und vermute den Antichristen und „andere Dämonen" in den Fahrzeugen, weswegen er sich zur Wehr setzen müsse. Er spricht schnell und teilweise sprunghaft.

Wer Unterbringungsmaßnahmen nach PsychK(H)G anordnen darf, unterscheidet sich zwischen den einzelnen Bundesländern. Unterbringungen nach dem PsychK(H)G können auch bei Kindern und Jugendlichen erfolgen. Da bei Minderjährigen üblicherweise die Sorgeberechtigten über eine Unterbringung nach § 1631 b entscheiden, sind Unterbringungen nach dem PsychK(H)G bei Kindern und Jugendlichen verhältnismäßig selten. Liegt eine entsprechende Gefährdung bei einer Person vor, erstellt der untersuchende Arzt ein Zeugnis, welches die Symptome und die sich aus dem klinischen Zustand der betroffenen Person ergebende Gefährdungslage möglichst eindeutig und objektivierbar darstellt.

Auf Grundlage des erstellten ärztlichen Zeugnisses kann nun die untere Ordnungsbehörde (Ordnungsamt) die vorläufige Unterbringung gegen den Willen der betroffenen Person in einer psychiatrischen Klinik beantragen. Der nun folgende Vorgang variiert in den jeweiligen Städten und Kommunen in Abhängigkeit von Erreichbarkeit und Verfügbarkeit der Ordnungsbehörde. Ab dem Zeitpunkt der Antragstellung kann die betroffene Person gegen den eigenen Willen zunächst bis zum Zeitpunkt der Anhörung durch das zuständige Amtsgericht in die örtlich zuständige psychiatrische Klinik transportiert werden. Die richterliche Anhörung hat in der Regel innerhalb der nächsten 24 Stunden zu erfolgen, die Dauer der vorläufigen Unterbringung darf das Ende des nachfolgenden Tages nicht überschreiten. Besteht im Rahmen der stationären Behandlung die zur Aufnahme führende Gefährdungskonstellation fort, entscheidet das Gericht nach Anhörung der betroffenen Person und Bewertung der zur Information stehenden Informationen darüber, ob und für welche Dauer eine Unterbringung in der psychiatrischen Klinik verfügt wird (s. Abb. 2).

Wird eine Unterbringung beschlossen, muss die betroffene Person sich für den richterlich verfügten Zeitraum in der psychiatrischen Klinik aufhalten. Eine Pflicht zur Mitwirkung bei der Behandlung besteht hierbei nicht, der Unterbringungsbeschluss stellt keine Behandlungsgenehmigung im eigentlichen Sinne dar. Vielmehr wird durch den Beschluss der Aufenthaltsort der betroffenen Person für einen bestimmten Zeitraum festgelegt.

Da es sich bei einer Unterbringung gegen den eigenen Willen um einen erheblichen Einschnitt in das verfassungsrechtliche Grundrecht auf Freiheit handelt, sollte hier mit äußerster Sorgfalt vorgegangen werden. Eine unzulässige, bzw. zu Unrecht er-

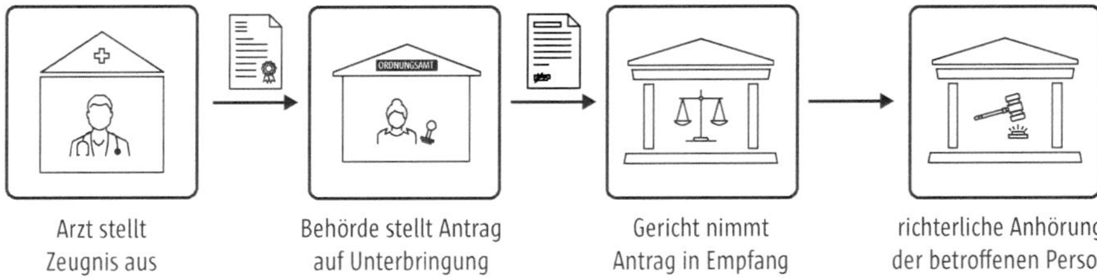

Abb. 2 Exemplarisches Procedere Psych-KG-Unterbringung

folgte Unterbringung einer Person kann unter Umständen strafrechtliche Konsequenzen im Rahmen einer Freiheitsberaubung nach sich ziehen. Daher ist die möglichst nachvollziehbare und objektivierbare Gefährdungssituation gründlich zu dokumentieren.

» *In den einzelnen PsychK(H)G-Gesetzen wird gefordert, dass Zeugnisse grundsätzlich von Ärzten ausgestellt werden, die im Gebiet der Psychiatrie und Psychotherapie weitergebildet oder auf dem Gebiet der Psychiatrie erfahren sind.*

6.11 Betreuungsrechtliche Unterbringung nach § 1831 BGB

Chronische psychische Erkrankungen wie Schizophrenien oder Demenzen machen es Betroffenen mitunter unmöglich, für bestimmte Bereiche ihres Lebens dauerhaft eigenständig Sorge tragen zu können. Insbesondere der Schriftverkehr mit Behörden, Überweisen der Miete und weitere administrative Angelegenheiten können im Rahmen einer schweren psychischen Erkrankung eine Überforderung darstellen. In diesen Fällen kann das zuständige Gericht auf Anregung von Ärzten, aber auch Privatpersonen, eine gesetzliche Betreuung einrichten (Neitzke 2019). Ein gesetzlicher Betreuer sollte idealerweise eine erfahrene, unabhängige Person sein, die sich für das Wohlergehen der Betroffenen einsetzt. Betreuer werden mit verschiedenen Angelegenheiten betraut, welche sie im Sinne der betroffenen Personen zu besorgen haben. Hierzu kann neben der Vermögens- oder Wohnraumfürsorge die Gesundheitsfürsorge oder Aufenthaltsbestimmung oder auch ein Einwilligungsvorbehalt eingesetzt werden. Besteht eine krankheitsbedingte Gefährdung der betreuten Person, so kann der Betreuer die Unterbringung in einer psychiatrischen Klinik auch gegen den Willen der betroffenen Person beantragen. Die Entscheidung über den Verbleib in der Klinik trifft das zuständige Gericht, der Betreuer fungiert lediglich als Antragssteller. Eine solche Unterbringung gemäß dem Bürgerlichen Gesetzbuch (BGB) ist lediglich vorgesehen, wenn bei der betroffenen Person eine krankheitsbedingte Eigengefährdung oder die absehbare Aussicht auf eine Verschlechterung der eigenen Gesundheit besteht. Eine Fremdgefährdung stellt keine Grundlage für eine betreuungsrechtliche Unterbringung dar.

6.12 Ehegattennotvertretungsrecht § 1358 BGB

Bei dem Ehegattennotvertretungsrecht handelt es ich um eine juristische Regelung, die es seit Inkrafttreten der Novellierung des Betreuungsrechts am 01.01.2023 Ehepartnern ermöglicht, im Falle einer medizinischen Notlage des anderen Ehepartners bestimmte Entscheidungen zu treffen, insofern die zu vertretende Person selbst nicht mehr handlungsfähig ist. Die Neuerung soll ermöglichen, dass in akuten medizinischen Notfällen schnelle und effiziente Entscheidungen getroffen werden können, ohne dass gerichtliche Bestellung eines Betreuers gewartet abgewartet werden muss (Dornis 2024).

6.12.1 Rahmenbedingungen

Das Ehegattennotvertretungsrecht greift unter bestimmten Bedingungen:

- **Notfallbedingung:** Aufgrund akuter Bewusstlosigkeit oder Krankheit ist der Betroffene nicht mehr in der Lage, die Angelegenheiten der Gesundheitsfürsorge zu besorgen.
- **Keine Vorsorgevollmacht:** Es darf keine Vorsorgevollmacht oder Patientenverfügung vorliegen, die bereits eine andere Person für die Vertretung vorsieht.
- **Beschränkter Zeitraum:** Das Recht ist auf einen Zeitraum von maximal sechs Monaten begrenzt. Es dient der Überbrückung, bis gegebenenfalls eine langfristige Betreuung eingesetzt wird.

In § 1358 BGB Abs. 4 wurde festgelegt, dass der behandelnde Arzt der vertretenden Person ein ärztliches Bestätigungsschreiben ausstellt, welches bescheinigt, dass keine Ausschlussgründe für die Übernahme des Vertretungsrechts bestehen. Gründe für den Ausschluss sind beispielsweise Getrenntleben oder die Kenntnis über eine Ablehnung der Vertretung durch die zu vertretende Person.

6.12.2 Rechte und Pflichten des vertretenden Ehegatten

Der vertretende Ehegatte hat im Rahmen des Ehegattennotvertretungsrechts die Befugnis, über medizinische Maßnahmen zu entscheiden, die im Interesse des handlungsunfähigen Partners liegen. Dies umfasst:

- Einwilligung in Untersuchungen, Heilbehandlungen und ärztliche Eingriffe sowie das Recht, diese abzulehnen;
- Zugang zu Gesundheitsdaten und Einsicht in medizinische Unterlagen;
- Abschluss von Behandlungsverträgen wie z.B. Leistungen der Rehabilitation oder Pflege;
- Entscheidung über freiheitsentziehende Maßnahmen wie die Fixierung in einem Krankenbett oder die Gabe sedierender Medikamente (Betreuungsrechtliche Genehmigung notwendig).

6.12.3 Ausnahmen und Ende des Vertretungsrechts

Zur Anwendung kommt das Ehegattennotvertretungsrecht lediglich, wenn es sich um Ehepartner handelt, bzw. eine eingetragene Lebensgemeinschaft besteht und die Ehepartner nicht getrennt leben. Explizit ausgenommen von der Vertretungsbefugnis sind sowohl Aufenthaltsbestimmung, freiheitsentziehende Unterbringung oder die Entscheidung über eine Zwangsbehandlung. Der vertretende Ehepartner muss immer das Wohl des handlungsunfähigen Partners im Blick haben und in dessen mutmaßlichem Willen handeln. Es darf keine Kenntnis darüber bestehen, dass die vertretene Person die Vertretung durch den Ehepartner ablehnt. Das Ehegattennotvertretungsrecht endet entweder wenn eine gesetzliche Betreuung angeordnet wurde, die Dauer von 6 Monaten überschritten wird oder die Handlungsfähigkeit der betroffenen Person wiederhergestellt ist.

6.12.4 Fazit

Das Ehegattennotvertretungsrecht ist prinzipiell als Unterstützung gedacht, greift jedoch nur unter bestimmten Voraussetzungen und ist dabei relativ unhandlich. Für primär psychische Erkrankungen, welche in Abhängigkeit der Schwere bestenfalls in einer psychiatrischen Klinik behandelt werden sollten, ist das Instrument ohnehin ungeeignet. Da jedoch akute körperliche Erkrankungen mit unspezifischen psychischen Symptomen einhergehen können und mitunter eine Wesensänderung bei betroffenen Personen bedingen, wie beispielsweise im Rahmen eines Schlaganfalles oder einer metabolisch-infektiologischen Ursache, kann mitunter das Ehegattennotvertretungsrecht greifen, um medizinisch indizierte Behandlungen bei bestehender Handlungsunfähigkeit gegen den Willen von Patienten zu ermöglichen.

6.13 Strafaussetzung aufgrund von Vollzugsuntauglichkeit

Der § 455 StPO regelt die Vollzugstauglichkeit. Der Paragraf schreibt vor, dass eine Haftmaßnahme ausgesetzt werden kann bzw. aufzuschieben ist, wenn eine Geisteskrankheit oder eine körperliche Erkrankung vorliegt, welche eine Lebensgefahr für die betreffende Person darstellt. Trotzdem können Personen im Rahmen von Intoxikationen Verhaltensweisen entwickeln, welchen mit polizeirechtlichen Maßnahmen wie Platzverweisen oder anderweitigen Auflagen wie beispielsweise einer Gewahrsamnahme begegnet werden kann. Geraten intoxikierte Personen aufgrund querulatorischer, dissozialer oder deliktischer Auffälligkeiten sowie einfacher Gewaltbereitschaft in Kontakt mit der Polizei, stellt eine Ingewahrsamnahme ein probates polizeiliches Mittel zur unmittelbaren Gefahrenabwehr dar.

6.14 Haftfähigkeitsprüfung

Die Zuführung einer intoxikierten Person in den Gewahrsam bzw. die sog. Ausnüchterungszelle bedarf einer ärztlichen Haftfähigkeitsprüfung sowie der Ausstellung eines entsprechenden Attests zur Haftfähigkeit. Die Prüfung muss zwingend durch die zuführenden Polizeibeamten angefordert werden. Hierzu erfolgt eine ärztliche Vorstellung in einer geeigneten Klinik, wo beispielsweise durch einen psychiatrisch erfahrenen Arzt eine akute und auf einer psychischen Erkrankung basierende Eigen- oder Fremdgefährdung ausgeschlossen wird und darüber hinaus eine medizinische Überwachung durch weitere Maßnahmen als nicht indiziert angesehen wird. Es erfolgt sodann die Dokumentation der Haftfähigkeitsprüfung mit der Ausstellung des entsprechenden Formulars. Letztlich handelt es sich bei der Haftfähigkeitsprüfung um ein ärztliches Gutachten.

Das beschriebene Prozedere hat insofern seine Berechtigung, als dass im Haftraum einer Polizeidienststelle keine regelmäßige Beobachtung oder Betreuung stattfindet, nicht immer eine ausreichend hohe Beamtendichte vorgehalten wird und neben den teilweise weiten Anlaufwegen oftmals auch fehlende medizinische Grundkenntnisse bei Polizeibeamten bestehen. Bei Inhaftierungen in Justizvollzugsanstalten (JVA) nimmt ein Gefängnismediziner die Prüfung der Haftfähigkeit vor und kann idealerweise direkt vor Ort die Haftfähigkeit durch eine Behandlung wiederherstellen oder gewährleisten.

6.15 Sektorisierung psychiatrischer Notfallversorgung

In Deutschland gilt das Prinzip der freien Arztwahl. Das heißt, jeder Patient darf auswählen, bei welchem Arzt oder in welchem Krankenhaus er oder sie eine Behandlung durchführen lassen möchte. Das gilt im Prinzip auch für elektive, also nicht-dringliche Behandlungen in psychiatrischen Krankenhäusern.

Die psychiatrische Notfallversorgung unterliegt in jedem Bundesland der sogenannten Sektorisierung. Das bedeutet, dass jede Wohn- oder Meldeadresse einem bestimmten psychiatrischen Krankenhaus der Akutversorgung zugeordnet ist. Die Zuordnung zu einem Krankenhaus ist in Straßen- oder Sektorverzeichnissen festgehalten. Die Anzahl der Betten in psychiatrischen Akutkliniken richtet sich nach dem zahlenmäßig regional zu versorgenden Bevölkerungsanteil und wird von den einzelnen Bezirks- bzw. Landesregierungen festgelegt. Die Sektorenregelung soll unter anderem einer ungeordneten Ressourcennutzung zuvorkommen und sicherstellen, dass für jede individuelle Person die Möglichkeit einer psychiatrischen Behandlung bereitgehalten wird.

Die Regelung führt mitunter jedoch dazu, dass die dem Einsatzort nächstgelegene psychiatrische Klinik die Behandlung verweigert, da sie für den einzelnen Patienten mitunter nicht zuständig ist. Unter Berücksichtigung der rechtlichen Verpflichtung, Patienten bei Notfällen zu untersuchen und eine Behandlungsplanung vorzunehmen, ist dieses Verfahren als unzulässig zu bewerten.

7 Medizinethische Aspekte und Behandlungsplanung psychischer Erkrankungen

Simon Kurzhals

7.1 Die gesellschaftliche Sicht auf psychische Erkrankungen

Im Allgemeinen erkennen viele Menschen mittlerweile an, dass psychische Erkrankungen ernsthafte gesundheitliche Probleme darstellen und dass betroffene Personen Unterstützung und Behandlung benötigen. Nach wie vor bestehen jedoch ebenso Missverständnisse und Vorurteile, welche zu Stigmatisierung, Diskriminierung und sozialer Isolation führen können. Der Glaube, dass psychische Erkrankungen auf individuelle Schwäche oder eigene Fehler zurückzuführen sind, besteht teilweise weiterhin. Ebenso werden psychiatrische Krankheitssymptome häufig nicht mit dem nötigen Ernst wahrgenommen. Akzeptanz und Verständnis für psychische Erkrankungen variieren zudem in Abhängigkeit der kulturellen Herkunft. So kann sich Stigmatisierung in Regionen außerhalb von Europa anders darstellen als hierzulande. Im Gegensatz zur Zunahme der gesellschaftlichen Auseinandersetzung und Wahrnehmung von Depressionen oder Traumafolgeerkrankungen, wird mit schweren psychischen Erkrankungen wie beispielsweise der Schizophrenie oder psychotischen Störungen insgesamt ein tendenziell negativ besetztes Bild assoziiert (Schomerus 2023).

7.2 Auseinandersetzung mit psychischen Erkrankungen

Wie sich die Gesellschaft im Hinblick auf psychische Erkrankungen positioniert, hat Einfluss auf Aspekte wie Stigmatisierung, Zugang zu Behandlung und Verbesserung der Lebensqualität. Gründe, warum Erkrankungen wie die Schizophrenie oft erst spät erkannt werden, liegen auch in der tief verwurzelten Stigmatisierung dieser stets als fremdartig und mit negativer Prognose wahrgenommenen Erkrankung. Mit der Abnahme von Stigmatisierung könnte mitunter eine frühere Erkennung entsprechender Erkrankungen gelingen, welche wiederum eine schnellere Behandlung ermöglicht. Dauer und Schwere von psychischen Erkrankungen bedingen erhebliche Funktionseinschränkungen bei betroffenen Personen, sodass neben Auswirkungen auf wirtschaftliche Aspekte auch Produktionsverluste und höhere Gesundheitskosten berücksichtigt werden müssen. Ein besseres Verständnis psychischer Erkrankungen kann Teilhabebarrieren auf verschiedenen Ebenen abbauen, der Inklusion förderlich sein und so zu einer verständnisvolleren, unterstützenden und gesunden Gesellschaft führen.

7.3 Behandlung psychiatrischer Erkrankungsbilder

Die Entwicklungen der zurückliegenden Dekaden haben den Zugang zur Behandlung psychiatrischer Erkrankungen insgesamt deutlich verbessert. Trotz alledem gibt es eine Gruppe betroffener Personen, die erkrankungsbedingt eine Behandlung sowie die Durchführung diagnostischer Zuordnung ablehnen. Unter Berücksichtigung der gegenwärtigen juristischen Gewichtung verfassungsmäßig zugesicherter Freiheitsrechte besteht für jeden das Recht auf körperliche Unversehrtheit. Eine Behandlung gegen den Willen einer betroffenen Person beeinträchtigt dieses Recht auf Unversehrtheit. Wie viel Raum einer psychischen Erkrankung im individuellen Fall eingeräumt werden soll, ist hierbei genauso wichtig wie die Frage, ob so etwas wie ein Recht auf psychische Erkrankung überhaupt besteht, oder ob die psychische Erkrankung sich letztlich das Recht selbst zu eigen macht. Eine freie Willensbildung im engeren Sinne liegt bei schweren psychischen Erkrankungen oftmals nicht vor. Wie sich eine moderne und an Teilhabe und Autonomie ausgerichtete Gesellschaft zu dem Thema positioniert, ist ebenso von Relevanz, da rechtliche Grundlagen in der Behandlung psychiatrischer Erkrankungen letztlich eine Synthese aus medizinischen Erkenntnissen, gesellschaftlicher Wahrnehmung und politischem Verständnis darstellen (Steinert 2016).

7.4 Behandlung gegen den Willen

Neben lebensbedrohlichen somatischen Krankheitsbildern und der damit einhergehenden Notwendigkeit der medizinischen Behandlung, welche häufig im mutmaßlichen Einverständnis der Betroffenen erfolgt, kann eine Behandlung gegen den expliziten Willen von Betroffenen lediglich erfolgen, insofern eine schwere psychische Erkrankung vorliegt, welche unter anderem die Einwilligungsfähigkeit beeinträchtigt. Zwangsbehandlungen sind bei entsprechender Indikation sowohl im Rahmen der PsychK(H)G- als auch der betreuungsrechtlichen Unterbringung durchführbar. Da es sich bei dieser zwangsweisen Behandlung um einen erheblichen Eingriff in das verfassungsmäßig zugesicherte Recht auf Freiheit und Unversehrtheit handelt, kann diese Behandlung lediglich in engem Rahmen und als Ultima Ratio erfolgen und unterliegt berechtigterweise teilweise erheblichen rechtlichen Hürden (Bruns 2015).

Obwohl eine Zwangsbehandlung mit dem Ziel der Besserung psychiatrischer Symptome als Heilversuch eingesetzt wird, verursacht die Behandlung gegen den Willen betroffener Personen einen inneren Konflikt, da die immanent wichtige therapeutische Beziehung durch die Behandlung selbst erheblich belastet wird oder diese Bindung erst überhaupt nicht entstehen lässt. Einerseits besteht also mit der Behandlung die Bestrebung, die Betroffenen unter Abwägung der Vor- und Nachteile zum Wohle der Gesundheit zu behandeln. Andererseits erfolgt die Behandlung eben gegen den Willen und stellt damit einen der sicherlich größeren Widersprüche ärztlichen Handelns dar.

Um eine Behandlung gegen den Willen betroffener Personen nicht nur juristisch, sondern auch medizinischen und ethischen Aspekten zu rechtfertigen, eignet sich unter anderem die Anwendung der Prinzipienethik, um sich einer Entscheidung für oder auch gegen eine zwangsweise Behandlung von verschiedenen Standpunkten aus nähern zu können.

7.5 Medizinische Prinzipienethik

Die Behandlung von Krankheiten birgt neben weiteren Aspekten auch eine ethische Dimension. Von zentraler Bedeutung sind die vier medizinethischen Grundprinzipien Autonomie, Schadensvermeidung, Fürsorge und Gerechtigkeit. Um die ethische Dimension einer medizinischen Behandlung abzubilden werden die genannten Prinzipien auf einen Behandlungsfall angewandt um auf der Grundlage der zusammengetragenen Informationen eine Abwägung vorzunehmen, welche Behandlungsstrategie am vielversprechendsten im Sinne der betroffenen Person ist.

- Der Autonomiegedanke gesteht jeder Person Selbstbestimmungsfähigkeit zu.
- Das Prinzip Schadensvermeidung hat den Grundsatz, schädliche Eingriffe zu unterlassen.
- Das Fürsorgeprinzip soll das Handeln nach dem Wohl des Patienten ausrichten.
- Der Gerechtigkeit zufolge soll der Behandlung eine faire Ressourcenverteilung zugrunde liegen.

7.5.1 Anwendung ethischer Prinzipien

Alle genannten Prinzipien haben einen gleichwertigen Charakter, keines steht über dem anderen. Die Berücksichtigung einzelner Prinzipien kann jedoch zu Konflikten unter den verschiedenen Prinzipien führen. Das Fürsorgeprinzip konkurriert beispielsweise mit dem Autonomiegedanken, wenn eine Person mit einer schweren psychischen Erkrankung gegen ihren natürlichen Willen in einer psychiatrischen Klinik festgehalten wird. Hier kann bereits eine Abwägung der Prinzipien erfolgen, indem beispielsweise die Gerechtigkeit der Maßnahme und das Prinzip der Schadensvermeidung analysiert werden.

7.5.2 Klinische Ethikberatung

Klinische Ethikberatung hat zum Ziel, Patienten, deren Angehörigen, Behandlern, pflegenden und betreuenden Personen bei der Entscheidungsfindung klinischer Fragestellungen behilflich zu sein. Die Beratung erfolgt überwiegend innerhalb eines klinischen Ethikkomitees, die wiederum in Krankenhäusern vorgehalten werden. Klinische Ethikberatung spielt in der Behandlung psychisch erkrankter Personen eine wichtige Rolle und wird daher in vielen psychiatrischen Kliniken als Hilfsmittel eingesetzt (Gather 2019). Daneben existieren auch ambulante Beratungsangebote, welche durch die jeweiligen Landesärztekammern verfügbar sind. Daneben existieren auch ambulante Beratungsangebote, welche entweder durch eigenständige Strukturen wie Vereine oder durch die jeweiligen Landesärztekammern unterstützt werden (Richter-Kuhlmann 2021).

7.5.3 Ziel der Berücksichtigung ethischer Prinzipien

Vor dem Hintergrund möglicher freiheitsbeschränkender und teilweise erfolgender medikamentöser zwangsweiser Behandlung von Patienten mit schweren psychischen Erkrankungen erfolgt gegenwärtig eine vermehrt sachlich-inhaltliche Auseinandersetzung um Gebot und Grenzen von Behandlungen sichtbarer zu machen und so eine bessere Behandlungsqualität auf der Grundlage der genannten vier Prinzipien der Medizinethik zu erreichen.

7.6 Vorausverfügungen

Psychische Erkrankungen verlaufen oftmals chronisch, treten häufig episodisch auf und können unbehandelt einen längeren Zeitraum andauern. Häufig kann dies Zeiträume umfassen, innerhalb derer betroffene Personen sich nicht im adäquaten Rahmen um ihre persönlichen Angelegenheiten kümmern können und im ungünstigsten Fall sich selbst oder ihre Rechtsgüter gefährden. Aufgrund unzureichender Einsichtsfähigkeit, fehlendem Krankheitsempfinden und Ablehnung von Behandlung kann sich die Genesung verzögern, sodass der individuellen Behandlungsplanung ein besonderes Gewicht zukommt. Bei der Behandlungsplanung spielen Instrumente wie psychiatrische Behandlungsverfügungen oder auch Vorsorgevollmachen eine wichtige Rolle.

7.6.1 Behandlungsverfügungen

Da psychische Erkrankungen im Rahmen einer akuten Zustandsverschlechterung eine erhebliche eingeschränkte Kommunikations- und Entscheidungsfähigkeit bedingen können, hat in den letzten Jahren die Erstellung von Behandlungsverfügungen als Instrument zur Förderung der Selbstbestimmung zunehmend an Wahrnehmung gewonnen (Stephenson 2023). Obwohl Behandlungsverfügungen zum gegenwärtigen Zeitpunkt noch selten genutzt werden, erreichen sie gezielt den betroffenen Personenkreis, bei dem sich erkrankungsbedingt Schwierigkeiten in der Behandlungsgestaltung ergeben können (Scholten 2019).

Behandlungsverfügungen fungieren als Vorabverfügung, innerhalb derer im bestenfalls krankheitsfreien Intervall ein individueller Behandlungsplan von Betroffenen in Zusammenarbeit mit Vertrauens-, Bezugs- und Vertretungspersonen sowie behandelnden Ärzten erstellt wird. Anders als bei Patientenverfügungen soll die Behandlungspräferenz möglichst konkret formuliert werden, allgemein gehaltene Vereinbarungen führen zu oftmals Schwierigkeiten sowohl in der Umsetzung als auch in der juristischen Bewertung. Im Rahmen einer Behandlungsverfügung sollte die Präferenz hinsichtlich der gewünschten Behandlungsform (offene vs. geschützte Station), personellen Zuständigkeit (Pflegekraft, Arzt, Psychologe etc.), der gewünschten psychosozialen oder psychotherapeutischen Unterstützung sowie medikamentöser Behandlungsverfahren (Sedativa, Antipsychotika) sowie deren Verabreichung (Tropfen, Tablette, Spritze etc.) konkret festgehalten werden. Je konkreter die anzunehmende Situation formuliert wird, desto eher ist eine entsprechende Behandlungsverfügung inhaltlich durch die therapeutischen Kräfte umsetzbar.

Die Qualität der Behandlungsverfügung steht in enger Verbindung zum Vertrauensverhältnis der Betroffenen und Behandler. Vorteile gegenüber der Vorsorgevollmacht ergeben sich daraus, dass es sich um eine mindestens bilaterale Behandlungsvereinbarung mit allen an der Behandlung beteiligten Personen darstellt. Außerdem kann der beim Verfassen der Behandlungsverfügung anwesende Arzt die Einwilligungsfähigkeit zum Zeitpunkt des Verfassens bezeugen. Eine möglichst konkrete Ausformulierung der Wünsche sollte angestrebt werden. Zwangsmaßnahmen (z.B. Medikation gegen den Willen, sog. Odysseus-Verfügung) können von den Betroffenen nicht im Vorfeld verfügt werden. Bevor eine Behandlungsvereinbarung im Sinne des vorausverfügten Willens betroffener Personen im Rahmen einer Zwangsbehandlung umgesetzt werden kann, ist Rücksprache mit dem zuständigen Betreuungsgericht zu halten. Zwangsweise medikamentöse Behandlungen unterliegen dem Richtervorbehalt.

Zudem ist es nicht möglich, eine Unterbringung nach PsychK(H)G durch eine Behandlungsvereinbarung auszuschließen. Wünsche von Betroffenen, die nicht indiziert sind (z.B. gewünschtes Medikament ohne Indikation für die entsprechende Grunderkrankung) können von behandelnden Ärzten abgelehnt werden.

Beispielhaft sei folgende konkrete Situation benannt:

„Wenn ich bei einem schizophrenen Schub mit Wahnvorstellungen ins Krankenhaus komme, möchte ich in Klinik XY, auf Station XY, möglichst durch die mir bekannte Frau/Herr Dr. XY behandelt werden. Die Behandlung soll sofern möglich zunächst ohne Medikamente erfolgen. Ich möchte möglichst meine Ruhe haben. Ich habe schlechte Erfahrungen mit Haloperidol gemacht und möchte, wenn ein Medikament notwendig scheint, bevorzugt Olanzapin einnehmen."

Bei einer Behandlungsverfügung handelt es sich um ein ausführliches Dokument, in dem möglichst alle Ebenen einer psychiatrischen Behandlung adressiert werden sollten. Ein Beispiel für eine solche Behandlungsvereinbarung, in diesem Fall von der Klinik für Psychiatrie und Psychotherapie der Universitätsmedizin Göttingen, findet sich unter https://psychiatrie.umg.eu/patienten-besucher/therapieangebote/vorausplanung-zukuenftiger-behandlungen-advance-care-planning/

7.6.2 Vorsorgevollmachten

Die individuelle Kompetenz, rechtsgültig in Angelegenheiten einzuwilligen, kann infolge von Erkrankungen oder anderweitigen Einschränkungen beeinträchtigt sein. Vorsorgevollmachten haben unter anderem zum Ziel, eine im Erkrankungsfall notwendige medizinische Behandlung anhand zuvor definierter persönlicher und individueller Einstellungen und Wünsche einzelner Personen zu steuern. Vorab festgelegte Vertrauenspersonen können mit Entscheidungskompetenzen in verschiedenen Angelegenheiten ausgestattet werden, um auf dieser Basis im Rahmen unzureichender Entscheidungskompetenz eine stellvertretende Entscheidung im Sinne von Betroffenen zu ermöglichen. Vorsorgevollmachten sind somit ein Instrument der Selbstbestimmung. Geregelt werden kann beispielsweise die Gesundheitssorge, Aufenthalts- und Wohnungs- sowie Behördenangelegenheiten und Vermögenssorge (beispielsweise das Unterschreiben von Heimverträgen, Anlegen von Konten oder Einwilligung in medizinische Maßnahmen). Bei Vorliegen einer wirksamen Vorsorgevollmacht ist der Einsatz einer rechtlichen Betreuung nicht notwendig. Sollte dennoch eine rechtliche Betreuung für notwendig erachtet werden, kann innerhalb einer Vorsorgevollmacht festgelegt werden, welche Person als Betreuer bzw. Betreuerin eingesetzt werden soll. Eine Vorsorgevollmacht sollte hinsichtlich der Objektivierbarkeit stets schriftlich erteilt werden. Eine notarielle Beurkundung ist bei hinreichender Entscheidungs- und Einsichtsfähigkeit nicht notwendig. Eine Vorsorgevollmacht kann, im Gegensatz zu einer rechtlichen Betreuung, jederzeit widerrufen werden. Entsprechende Formulare stehen unter www.bmj.de/DE/service/formulare/form_vorsorgevollmacht/form_vorsorgevollmacht_node.html zum Download zur Verfügung. Um das Abfragen von Vorsorgevollmachten durch Betreuungsgerichte oder Behandelnde zu ermöglichen, können Vorsorgevollmachten im zentralen Vorsorgeregister hinterlegt werden (www.vorsorgeregister.de/).

8 Peer-/Genesungsbegleitung

Dennis Stratmann alias Cordt Winkler

8.1 Peer-Gestützte Krisenintervention und der Einsatz von EX-IN Genesungsbegleitung

Peer-Begleitung oder auch EX-IN Genesungsbegleitung nutzt das Wissen und die Sichtweise von Menschen mit Krisenerfahrung, um innerhalb eines Behandlungskonzepts eine zusätzliche Ebene in der Unterstützung von psychisch erkrankten Personen einzubringen. Der Begriff EX-IN entstammt dem EXperienced INvolvement, übersetzt etwa „gelebte Erfahrung". Personen mit eigener Krisenerfahrung, die durch eine Behandlung eine eigene Krise überwunden haben, können sich zu Genesungsbegleitern ausbilden lassen, um etwa in Kliniken, Ambulanzen oder innerhalb des psychosozialen Hilfesystems ihre Kompetenzen einzubringen.

8.2 Weiterbildung

Die Weiterbildung zum Genesungsbegleiter umfasst 12 Module, die innerhalb eines Jahres bearbeitet werden. Innerhalb der Module werden Praktika abgeleistet und Praktikumsberichte sowie eine Abschlusspräsentation verfasst. Es handelt sich bei der Ausbildung insgesamt um ein recovery-orientiertes Konzept, nach dem jeder Mensch über das Potenzial zur Genesung verfügt, grundsätzlich zu eigenverantwortlichem Handeln imstande ist und an den ihn betreffenden Entscheidungen beteiligt werden soll. Nähere Informationen zur Ausbildung können unter https://ex-in.de abgerufen werden.

8.3 Einsatz im Behandlungskontext

Der Einsatz von Genesungsbegleitung kann prinzipiell zu jedem Zeitpunkt innerhalb des psychiatrischen Versorgungsnetzes erfolgen. Ob innerhalb der präklinischen Notfallsituation, während der Akut- oder Postakutbehandlung im stationären Rahmen oder während der ambulanten Behandlung: die Perspektive von Betroffenen ist eine wertvolle Ergänzung unter dem Aspekt der Interdisziplinarität und kann innerhalb einer Behandlung sowohl für die behandelnden als auch für die erkrankten Personen eine Mittlerrolle einnehmen, die Barrieren im System senken kann.

Der Beitrag ist aus der Perspektive Genesungsbegleitung sowie der Anti-Stigma-Arbeit entstanden und wurde von Dennis Stratmann alias Cordt Winkler verfasst.

8.4 Anamnese

Ich schaue auf die Notizen, die der Psychiater macht. Auf diese Art muss ich ihm nicht ständig in die Augen sehen und kann meinen Blick etwas ausruhen. Ich weiß nicht, wo im Raum ich sonst hinschauen soll. Zurückgezogen habe ich mich, teile ich ihm mit.

„Wohnen sie allein?“

„Ja, außerdem war da diese spezielle Situation gestern Vormittag. Ich war dabei, einen Kaffee in meinem Espressokocher zuzubereiten.“

„Ist das so ein Gerät, das man auf den Herd stellt?“, fragt er.

„Aus irgendeinem Grund habe ich es in der Küche nicht ausgehalten und musste ins Bad gehen, um mich im Spiegel zu begutachten“, berichte ich ihm weiter.

„Irgendwas, glaube ich, ist nicht mit mir in Ordnung. Meine Augen blicken immer tiefer in ihr Spiegel-Gegenüber.“

„Was hat es denn auf sich mit dem Spiegel?“, will der Psychiater wissen.

„Dahinter befindet sich etwas, aber ich weiß nicht was“, höre ich mich nun sagen.

„Es sei ein wenig so gewesen, als hätte ich mich mit meinen eigenen Augen hypnotisiert.“

„Was ist dann passiert?“, fragt der Psychiater weiter.

„Die Türklingel. Meine neugierige Nachbarin war plötzlich da und wollte wissen, woher der Geruch kommt“, erkläre ich.

„Welcher Geruch?“

„Angebranntes Plastik. Der Perkolator.“

„Was ist ein Perkolator?“

„Na, der Kaffeekocher auf dem Herd. Der Henkel war geschmolzen. Ich hatte wohl vergessen, Wasser einzufüllen. Mittlerweile konnte ich es selbst riechen. Als ich zurück in die Küche ging, kam mir ein ziemlicher Dunst entgegen. Ich habe alle Fenster aufgemacht und versucht, die Nachbarin loszuwerden. Sie hatte einen guten Ratschlag nach dem anderen, wie man den Geruch aus dem Haus bekommen könne. Und die Musik müsse ich leiser drehen. Deswegen hatten sich schon einige andere Nachbarn im Laufe der Woche beschwert.“

„Welche Musik?“

Ich merke, dass mein Atem immer schwerer wird. Sein Blick bleibt an mir hängen. Ich lege meine linke Hand auf meinen rechten Oberarm.

„Ramalamabangbang. Ich habe ziemlich laut Roisin Murphy gespielt. Vor allem abends, wenn ich wieder nicht einschlafen kann."

Er blickt wieder auf seine Notizen und ich sehe ihm an, dass er sich nicht entscheiden kann, welche Frage er als Nächstes stellen soll.

„Heißt das, Sie haben Schlafstörungen?"

„Heute bin ich um halb sechs am Morgen eingeschlafen und konnte drei Stunden am Stück schlafen, bevor ich hierhergekommen bin."

„War das die erste Nacht mit Schlafproblemen oder wie lange geht das schon so?"

Ich räuspere mich und versuche tiefer zu atmen, damit meine Stimme weniger brüchig klingt.

„Diese Woche ist es schlimmer geworden. Vor allem wegen des Spiegels."

„Sie meinen den Spiegel im Bad? Was hat der Spiegel mit dem Schlaf zu tun?"

Ich schaue ihm in die Augen. Er versucht zu verstehen, was sich in mir abspielt und sich ein Bild zu machen.

„Wenn ich nachts wach liege, muss ich an den Spiegel denken und das Zeug dahinter."

„Was befindet sich denn hinter dem Spiegel?"

„Genau das möchte ich von Ihnen wissen. Für Sie ist das alles ein großes Spiel. Verraten Sie mir endlich, was hier mit mir passiert und was ich hier zu suchen habe!" frotzele ich ihn an.

„Eine ganz andere Frage: Sind Sie berufstätig?"

„Diese Woche bin ich krankgeschrieben. Es ging nicht mehr. Da bin ich zum Arzt gegangen."

„Was ging denn nicht mehr?", will er wissen.

„Es ist mir alles zu viel geworden. Das Großraumbüro, die Kollegen, die über mich sprechen, der Stress, alles zu erledigen."

„Trinken Sie gelegentlich Alkohol?"

„Meist abends ein Bier oder Wein."

„Wie oft und wie viel trinken Sie dann?"

„So jeden zweiten Abend etwa ein großes Bier oder ein, zwei Gläser Wein."

„Wie sieht es aus mit anderen Substanzen? Rauchen Sie oder nehmen sie Drogen ein?"

„Nein."

„Haben Sie in letzter Zeit Medikamente genommen?"

„Nein."

„Gibt es in Ihrer Familie psychische Vorerkrankungen?"

„Mein Vater."

„Ihr Vater hat eine psychische Erkrankung?"

„Ja."

„Und gibt es eine Diagnose?"

„Paranoide Schizophrenie."

„Haben Sie davon etwas mitbekommen?"

„Ja, das lässt sich schwer verstecken. Schon viele Jahre."

„Ich nenne Ihnen jetzt drei Worte und möchte Sie bitten, sie sich einzuprägen. Stift, Stuhl und Apfel. Können Sie diese drei Worte einmal wiederholen?"

„Stift, Stuhl ... Apfel", sage ich.

„Sehr gut. Ich stelle Ihnen jetzt noch einige andere Fragen und komme später noch einmal darauf zurück. Welchen Wochentag haben wir heute?"

„Montag."

„Richtig. Und wer ist Bundeskanzler?"

„Das kann sich ja ändern, wenn man die Medien verfolgt. Und warum fragen Sie danach? Bedeutet das, dass ich selbst Kanzler werden soll?"

„Nein, nein, ich frage nur, weil ..."

„Ich bin nicht darauf vorbereitet, das traue ich mir nicht zu. Kann ich jetzt gehen? Ich möchte nicht, dass sie mich hier behalten."

„Ich würde mich gleich mit meiner Kollegin besprechen und werde Ihnen dann sagen, wie es weitergeht."

„Ich will nach Hause."

„Würden Sie mir zum Abschluss noch einmal die drei Worte nennen?"

„Apfel, Stuhl ... und Stift."

„Dankeschön. Ich würde Sie bitten, noch einen Moment sitzenzubleiben, und bin dann gleich wieder bei ihnen."

Ich atme einmal tief durch.

8.5 Aufklärung und Abbau von Stigma

„Dankeschön an Sie beide", höre ich meine Kollegin hinter mir sagen. „Soweit dazu. Wie hat es sich angefühlt und was möchten Sie gern sagen?"

„Ich habe mich zwar sehr angespannt in der Rolle des Patienten gefühlt, fand mein Gegenüber in der Rolle des Arztes aber ausgesprochen empathisch. Er hat nicht zu viele Fachbegriffe benutzt und sich auf meine Sprache eingelassen. Das hat mir gut gefallen", fasse ich zusammen.

„Ich fand es richtig schwer, alle Fragen unterzubringen und die Symptomatik komplett abzuklopfen, ohne dass es sich wie ein Herunterrattern eines Fragebogens anfühlt", berichtet der Medizinstudent, der gerade den Psychiater gegeben hat.

„Gibt es Rückmeldungen von den anderen? Wie fanden Sie es, was war gut, welche Fragen hätten noch gestellt werden müssen?"

Ich rutsche ein wenig auf meinem Stuhl hin und her, bis ich gerade sitze, wechsle die Position meiner Hände und fühle mich gleich natürlicher. Ich kann die Rolle des Patienten endlich abstreifen.

„Also ich finde, dass du die Anamnese sehr gut gemacht hast. Ein paar Fragen zur Symptomatik haben gefehlt, aber alles in allem sehr gut. Und die Rolle des Patienten finde ich sehr gut nachgespielt. Du hast bestimmt schon viele Anamnesen gemacht, wenn du die Rolle des Patienten so überzeugend spielen kannst."

Meine Kollegin geht der Reihe nach alle sechs Studierenden durch und lässt sie ihr Feedback zu dem Rollenspiel geben.

„Anschließend möchte ich Herrn Winkler noch einmal die Möglichkeit geben, zu berichten, was seine Funktion in der Klinik ist."

„Ja, vielen Dank. Ich arbeite in der Klinik als Genesungsbegleiter und habe eine EX-IN-Weiterbildung absolviert. Das heißt, dass ich selbst einmal Krisen erlebt habe und im Gespräch mit Patientinnen meine Perspektive aus einem anderen Blickwinkel einbringe. Ich habe selbst Psychosen erlebt und daher im Rollenspiel auf einige Wahninhalte und Situationen zurückgegriffen, die ich von mir selbst kannte", berichte ich nun wesentlich souveräner, als ich mich gerade im Rollenspiel noch gefühlt habe.

Ich gebe den etwas verblüfft schauenden Studierenden schließlich einen Flyer meines Buches „ICH ist manchmal ein anderer – Mein Leben mit Schizophrenie" in die Hand und erkläre noch, warum ich es wichtig finde, dass angehende Fachärzt:innen für Psychiatrie noch weitere Therapiemöglichkeiten als nur die Gabe von Psychopharmaka im Blick haben sollten. „Richtig", unterstützt mich meine Kollegin, die diese Lehrveranstaltung leitet. „Machen Sie sich alle bewusst, dass eine solche Diagnose etwas Einschneidendes ist und ein Leben lang gespeichert bleibt. Sie haben hier eine große Verantwortung."

Es kommen viele weitere Fragen auf, die ich eine nach der anderen beantworte. Lediglich der Student, der den Arzt gespielt hat, schaut mich verstört an und schweigt. So viel zur heutigen Psychoedukation. Ich muss weiter zum nächsten Termin und verabschiede mich.

8.6 Genesungsbegleitung in der Praxis

Ich arbeite bereits seit einigen Monaten an der Charité und dennoch merke ich manchmal, wie groß das Campusgelände ist. Nachdem ich aus dem Seminarraum komme, habe ich bereits vergessen, in welcher Richtung sich der Aufzug befindet. Schließlich lande ich in einem Innenhof und nutze eine unscheinbare Tür, um das Gebäude über eine provisorisch anmutende Stahltreppe verlassen zu können. Als ich in den Himmel blicke, erkenne ich das Bettenhochhaus und orientiere mich so gut es nach meiner Erinnerung geht. Das Klinikgelände ist mit einer eigenen Stadt innerhalb der Großstadt vergleichbar, in der man sich verlaufen kann. Es gibt eigene Straßenzüge, viele Grünanlagen und Mitarbeitende, die gefühlt minütlich mit Anhängern von Müllcontainern unterwegs sind und dabei einen Mordsradau veranstalten.

Ich gehe über einen Parkplatz, vorbei an diversen kleineren Baustellen. Ich erinnere mich noch gut daran, wie ich während meiner damaligen Behandlung meine täglichen Spaziergänge absolviert habe. Ganz einfach, um die Station, auf der ich untergebracht war, einmal für einige Minuten am Tag verlassen zu können. Über zehn Jahre ist das alles schon her und selbst der Therapiehund der Station, der mich immer wieder aus meinen Angstzuständen holen konnte, lebt mittlerweile nicht mehr.

Damals bin ich auch in diverse Gebäude gegangen, habe mich in meinen Wahngedanken in Kellerräumen verirrt und aus dem Müll obskure Objekte gesammelt. Lange her. Ich entdecke schließlich die Rückseite der Klinik für Psychiatrie und gehe durch die unscheinbare Tür. Rechts befindet sich die Psychosen-Station, deren Tür mal offen, mal geschlossen ist – je nachdem, wie unruhig die Patienten gerade erscheinen. Gerade wenn an Demenz erkrankte Personen dort sind, die sich womöglich noch weniger auf dem riesigen Klinikgelände orientieren können, erscheint es sinnvoller, sie zunächst einmal zum Verweilen im Garten der Station aufzufordern. Hinter der Glastür sehe ich einige Pfleger umherwuseln und gehe weiter.

Der vor mir liegende Gang ist zweigeteilt. Genau genommen handelt es sich um zwei Gänge; ehemals waren die Patienten hier nach Geschlecht getrennt worden. Und damit sie sich nicht begegneten, brauchte es zwei Gänge. Mittlerweile erinnert eine Ausstellung an diese und andere noch finstere Zeiten. Meist husche ich schnell an den Tafeln, die allerlei Erklärungen liefern, vorbei und zolle ihnen nur wenig Aufmerksamkeit. Heute bleibt bei mir zumindest die Überschrift „Irrenasyl" hängen, die wohl auf die prekären Anfänge der psychiatrischen Anstalten aufmerksam machen soll. An eine Berufsgruppe wie meine war damals sicherlich nicht zu denken. Im Gegenteil würde ich wahrscheinlich, einmal mit der Diagnose Schizophrenie versehen, auch ein Jahrzehnt später noch in einer Klinik stecken und dort verwahrt werden. Von halbwegs ernstgemeinten Therapieangeboten mal ganz zu schweigen.

Menschen, die an Psychosen erkrankt waren, galten vor hundert Jahren als derart hoffnungslose Fälle, dass es aus ärztlicher Perspektive überhaupt keinen Sinn ergab, überhaupt mit ihnen zu sprechen. Insofern hat sich einiges geändert, auch wenn ich noch immer nicht besonders gut damit umgehen kann, wenn mein Kollege mir berichtet, dass auf der Station erneut Zwangsmaßnahmen durchgeführt wurden. Ein heikles Thema und weit weg von den Idealen, die mir in meiner Ausbildung zum Genesungsbegleiter näher gebracht wurden, doch leider Realität.

Ich verlasse die Klinik durch die Vordertür. Links von mir befindet sich eine Stahlgravur, die an die Schrecken der Nazi-Diktatur erinnert. Aus der eben geschilderten Haltung, nicht mit den Patienten sprechen zu müssen, war bekanntlich im Rahmen der NS-Ideologie das Vernichtungsprogramm entstanden, was noch heute unter dem Begriff Euthanasie bekannt ist. Ich schaue auf die Metallgravur, da vor ihr ein Patient auf mich wartet, mit dem ich verabredet bin.

8.7 Ein Spaziergang

Herr Z. ist bereits seit einigen Wochen nicht mehr auf einer Station untergebracht. Stattdessen wird er von meinen Kollegen an jedem Tag der Woche zu Hause besucht. Ich habe heute die Ehre, ihn kennenzulernen. Wir haben uns am Telefon entschieden, einen gemeinsamen Spaziergang zu machen, und treffen uns daher am vertrauten Eingang zur Klinik und nicht bei ihm zu Hause. Da es einen Flyer mit meinem Foto gibt, den Herr Z. in seiner Begrüßungsmappe zusammen mit anderen Unterlagen erhalten hatte, erkennt er mich sofort. Wir begrüßen uns und beschließen, das Gelände der Klinik zu verlassen und in Richtung Reichstag an der Spree entlang zu flanieren.

Er stimmt zu und schaut mich abtastend an. Ich schlage ihm vor, ein paar Worte über mich zu erzählen, damit er weiß, mit wem er hier entlangspaziert.

„Ich bin hier im Team als Genesungsbegleiter tätig und bemühe mich, mein Erfahrungswissen einzubringen. Das bedeutet im Klartext, dass ich ebenfalls psychische Krisenerfahrungen gesammelt habe, bereits vor einigen Jahren. Nun möchte ich meine Sichtweise, die natürlich etwas anders als die vom ärztlichen, psychologischen oder pflegerischen Dienst ist, anbieten. Genau genommen habe ich mit Anfang zwanzig meine erste Psychose erlebt. Es folgten drei weitere, die teils bedrohlich waren. Ich habe beispielsweise einen Autounfall verursacht und in einer anderen Akutphase bin ich quer durch Italien gelaufen, teilweise über Bahnschienen. Bis ich aufgegriffen wurde und in einer Psychiatrie in der Toskana wieder zu mir gefunden habe. Danach habe ich unter anderem eine Psychotherapie begonnen und angefangen zu schreiben. Daraus wiederum ist ein autobiografischer Erfahrungsbericht entstanden, der mir beim Verarbeiten und Distanzieren meiner Erfahrungen geholfen hat. Und schließlich habe ich eine Ausbildung gemacht, in einer Gruppe von anderen krisenerfahrenen Menschen mit den unterschiedlichsten Diagnosen. Spannend daran war, zu sehen, dass Personen mit anderen Erkrankungen und Krisenerfahrungen in vielen Bereichen eine ganze Menge an verbindenden Übereinstimmungen teilen. Natürlich gehört zur Ausbildung auch und in erster Linie die Frage, wie man anderen Menschen, die sich gerade in einer akuten Krise befinden, beistehen kann. Soweit vielleicht die Kurzfassung", höre ich mich sagen.

Mittlerweile haben wir den Campus verlassen und laufen am Wasser entlang. Ein Ausflugsboot mit Touristen an Bord fährt an uns vorbei. Eine ältere Frau an Deck in einer Jack-Wolfskin-Jacke winkt uns zu. Ich bin in Gedanken bei meinem Gesprächspartner und weiß nicht recht, wie ich mich verhalten soll. Herr Z. nimmt die Frau gar nicht wahr und so entscheide ich mich, es ihm gleichzutun. Ich richte meinen Blick in seine Richtung und merke, dass er dabei ist, seine Worte mit Bedacht zu wählen.

Er berichtet von seinem Leben vor der Krise, was alles zusammengekommen war, dass er nicht mehr imstande ist, zu funktionieren, und stellt die ungeklärte Frage, wie es jetzt weitergehen kann. Es wird eine lange Kette von unterschiedlichen Befürchtungen, aber auch Strategien, über die er sich Gedanken gemacht haben muss. Ich höre ihm zu, während wir an den Parlamentsbauten entlang der Spree vorbeilaufen. Er spricht und spricht, muss sich wahrscheinlich Luft machen und seine Gedanken äußern.

Die meiste Zeit höre ich einfach zu, hake gelegentlich einmal nach, wenn mir Zusammenhänge noch nicht klar erscheinen und stimme ihm in vielen Punkten zu. Unter dem Vorbehalt, dass jeder Person andere Dinge helfen, berichte ich von meinen Tools und Werkzeugen, die ich als hilfreich empfunden habe, um wieder bei mir selbst zu landen. Bei dem einen oder anderen Stichwort macht Herr Z. sich Notizen und schreibt etwas in sein Smartphone. Er fragt sehr gezielt nach und ich nenne einige Podcasts, die ich als hilfreich empfinde. Als wir über eine Brücke unweit vom Hauptbahnhof zurück in Richtung Charité laufen, bittet er mich um einen Folgetermin. Ich nehme gern an und wir machen eine Uhrzeit für den gleichen Tag in der kommenden Woche aus.

8.8 Hilfreiche Haltungen

Als ich später am Tag in der S-Bahn nach Hause fahre und aus dem Fenster schauend die Gebäude der Stadt an mir vorbeiziehen sehe, kommt mir das Rollenspiel mit dem Medizinstudenten erneut in den Sinn. Es muss herausfordernd sein, in knapp bemessener Zeit in einer Akutsituation auf eine Person, die sich in einer Krise befindet und womöglich Anzeichen von Selbst- oder gar Fremdgefährdung aufweist, ruhig und bei sich zu bleiben. Diese Medizinstudierenden werden darin ausgebildet, eine empathische und bestenfalls angstlösende Kommunikation an den Tag zu legen. Aber

wie sieht es eigentlich aus mit den Menschen, die im Alltag Menschen in einer psychotischen Krise begegnen, wenn eine Situation zu eskalieren droht?
Wie kann es gelingen, die Bedrohung, die von einer solchen Person ausgeht, nicht eskalieren zu lassen? Wie schaffen es Menschen in Notfallsituationen, ruhig zu bleiben und bestenfalls Zwangsmaßnahmen zu vermeiden?
Die Antwort auf (fast) alle Probleme lautet meines Erachtens: professionelle Nähe. Es handelt sich um eine Haltung, die Genesungsbegleitenden im Rahmen einer EX-IN-Weiterbildung vermittelt wird. Während Psychotherapeuten und Psychiater sowie andere sozialpsychiatrische Fachpersonen lernen, professionelle Distanz walten zu lassen und nicht zu viel Persönliches einzubringen, lernen Genesungsbegleitende, ihre gelebte Erfahrung und ihren Umgang mit Krisensituationen zu reflektieren und in ihre alltägliche Arbeit einfließen zu lassen. Dadurch entsteht eine gewisse Nähe und Offenheit im Umgang mit betroffenen Personen. Man könnte auch von einem Vertrauensvorschuss sprechen, der meist zur Folge hat, dass das Gegenüber die Gelegenheit erhält, sich ebenfalls öffnen zu können. Bestenfalls löst sich die Angst vor einer Eskalation auf beiden Seiten. Insofern halte ich eine Haltung, die professionelle Nähe und Empathie in den Vordergrund rückt, für eine Möglichkeit, Zwang zu vermeiden. Dieses Wissen zu vermitteln ist äußerst wichtig, um Menschen die Angst vor einer sozialpsychiatrischen Behandlung zu nehmen, anstatt mit Zwangsmaßnahmen hantieren zu müssen.

8.9 Psychoedukation, Austausch und Trialog

Patienten sind dazu angehalten, Experten der eigenen Erkrankung zu werden. Ich weiß nicht, wie häufig ich diese Phrase in meinem Leben schon gehört habe, vorwiegend im Rahmen von psychoedukativen Maßnahmen. In der Realität erhalten Patienten, größtenteils ungefragt, sehr viele gut gemeinte Tipps und Ratschläge für einen besseren Umgang mit ihrer Diagnose. Leider gibt es jedoch kaum Psychoedukation für Fachpersonen, die ebenfalls dringend notwendig wäre, um die Perspektive der Patienten besser einordnen zu können und somit Zwangsmaßnahmen und eskalierenden Situationen effektiv entgegenzuwirken.
Neben der professionellen Nähe gibt es viele weitere Werkzeuge aus dem Konzept des Open Dialogue, die hilfreich sind. Vor allem aber Formate des Trialogs, sogenannter Psychoseseminare, die es in ganz Deutschland gibt, können dabei helfen, die Perspektive des Gegenübers besser zu verstehen. Fachpersonen kommen dort mit Angehörigen und krisenerfahrenen Menschen zusammen und schildern ihre jeweilige Sicht auf bestimmte Dinge. So entsteht ein Austausch, der den eigenen, manchmal etwas begrenzten, Horizont erweitert.
Besonders erwähnenswert ist das Projekt „Peer-Intervent" des Vereins „Irre menschlich Hamburg e.V.", das die Sicht von psychisch erkrankten Menschen durch Begegnungsprojekte erfahrbar macht. So wird eine Atmosphäre geschaffen, in der sich Polizeibeamte und Patienten in rücksichtsvoll und gelassen begegnen können. Ziel ist es, mit dieser Anti-Stigma-Arbeit dazu beizutragen, dass dieses zum Standard bei solchen Einsätzen werden kann.

> Weiterführende Informationen finden sich auf der Website von „Irre menschlich Hamburg e.V.“: https://www.irremenschlich.de/projekte/polizei

Zudem entsteht in Berlin derzeit eine Anti-Stigma-Intervention durch Kunst und Literatur am St. Hedwig Klinikum im Rahmen des von der Bundesregierung geförderten Projekts „LIBIAS“.

Dabei werden Zusammenhänge zwischen Stigmatisierungstendenzen und Empathie bei psychiatrischem Fachpersonal gegenüber Menschen mit Schizophrenie untersucht und eine Intervention zur Reduktion von Stigmatisierung entwickelt. In einer ersten querschnittlichen Beobachtungsstudie wird überprüft, ob eine experimentelle Induktion bzw. Minderung von Stigmatisierungstendenzen z.B. durch Labelling-Prozesse zu einer signifikanten Veränderung der Empathie führt, und ob ein Perspektivwechsel - vermittelt durch aktive Auseinandersetzung mit literarischen Texten und Kunst von Menschen mit einer schizophrenen Psychose - die Empathie verbessern kann.

Gemäß den Ergebnissen dieser Studie soll unter Mitwirkung von Erfahrungsexperten eine innovative Intervention zur Stigmareduktion im Rahmen eines Anti-Stigma-Workshops entwickelt werden. Diese Intervention basiert auf einer Kombination von persönlichem Kontakt mit Betroffenen und dem aktiven Perspektivwechsel bei der Auseinandersetzung mit literarischen Texten und Kunst. Im dritten Projektteil, einer darauffolgenden randomisiert-kontrollierten Interventionsstudie wird anschließend überprüft, ob die Intervention im Vergleich zu einer Kontrollbedingung zu einer nachhaltigen Reduktion von Stigmatisierungstendenzen bei psychiatrischem Fachpersonal führt.

> https://www.bundesgesundheitsministerium.de/ministerium/ressortforschung/handlungsfelder/forschungsschwerpunkte/entstigmatisierung/libias

Derartige Ansätze, mit denen Menschen geschult werden, die Personen während einer aufkommenden Psychose begegnen, Werkzeuge aus dem Open Dialogue, ein Besuch von Trialogveranstaltungen sowie die flächendeckende Einbindung der Berufsgruppe der Genesungbegleitenden können zu einer Deeskalation bedrohlicher Akutsituationen beitragen.

9 Ambulante medizinische Hilfesysteme und weitere Anlaufstellen

Alexander Baasner, Peggy Heinz, Tina Lindemann, Antje Buchhorn, Simon Kurzhals und Elina Sakellaridou

9.1 Hausärzte

Niedergelassene Mediziner, ob Allgemeinmediziner oder Internisten, betreuen den weitaus größten Teil der Menschen mit psychischen Erkrankungen. Oftmals ist der Hausarzt der erste Ansprechpartner für Personen mit psychischen Erkrankungen. Hausärzte spielen also eine entscheidende Rolle bei der Früherkennung, Diagnose und Behandlung sowie bei der Weiterleitung an spezialisierte Fachkräfte.

Die Behandlung psychischer Erkrankungen durch den Hausarzt umfasst dabei verschiedene Ansätze:

- **Medikamentöse Behandlung:** Hausärzte können Antidepressiva, Anxiolytika oder andere Psychopharmaka verschreiben, um die Symptome der Patienten zu lindern.
- **Psychosoziale Unterstützung:** Hausärzte bieten oft eine grundlegende psychologische Unterstützung an. Dies kann durch Gespräche, Zuhören und das Anbieten von Rat und Unterstützung geschehen.
- **Beratung und Aufklärung:** Ein wichtiger Teil der Behandlung ist die Aufklärung der Patienten über ihre Erkrankung. Hausärzte erklären die Natur der psychischen Störung, den Verlauf und die möglichen Behandlungsoptionen.

In vielen Fällen ist eine spezialisierte Behandlung durch Psychiater, Psychotherapeuten oder andere Fachkräfte erforderlich. Hausärzte spielen eine Schlüsselrolle bei der Überweisung und Koordination der Behandlungen. Hausärzte übernehmen zudem oft die langfristige Betreuung von Patienten mit chronischen psychischen Erkrankungen. Durch regelmäßige Nachsorge können so Rückfälle verhindert und die Lebensqualität der Patienten verbessert werden. Der Zugang zu psychiatrischer Behandlung kann bei Hausärzten häufig niedrigschwellig sein, da nicht mit mehrwöchigen bzw. mehrmonatigen Wartezeiten zu rechnen ist.

9.2 Niedergelassene Fachärzte für Psychiatrie und Psychotherapie

Niedergelassene Fachärzte für Psychiatrie spielen eine zentrale Rolle bei der Behandlung psychischer Erkrankungen. Sie verfügen über umfassende Kenntnisse und Fähigkeiten, um komplexe psychische Störungen zu diagnostizieren und zu behandeln. Niedergelassene Psychiater sind oft Teil eines Netzwerks für psychische Gesundheitsversorgung und bieten eine tiefgehende und individualisierte Betreuung für betroffene Personen.

Neben differenzierten Kenntnissen in der Verordnung psychopharmakologischer Medikation sind Psychiater zudem in psychotherapeutischen Methoden ausgebildet und können Einzelpsychotherapie in verhaltenstherapeutisch oder tiefenpsychologisch orientierten anbieten. Psychiater arbeiten oft eng mit Sozialarbeitern und anderen Fachkräften zusammen, um Unterstützung für Personen zu ermöglichen, die Schwierigkeiten im sozialen oder beruflichen Rahmen haben. Dies kann Hilfe bei der Organisation des täglichen Lebens, der beruflichen Wiedereingliederung oder der sozialen Integration umfassen.

Bei akuten psychischen Krisen oder Notfällen sind Psychiater zu sofortiger Hilfe und Krisenintervention befähigt. Die ambulante Behandlung psychischer Erkrankungen ist häufig langfristig angelegt, sodass Krankheitsverläufe verfolgt und Therapiepläne entsprechend angepasst werden können. Regelmäßige Kontrolltermine und Nachsorgeuntersuchungen sind essenziell, um Rückfälle zu verhindern und den Therapieerfolg sicherzustellen.

9.3 Psychiatrische Institutsambulanzen

Erfüllen Betroffene von psychischen Erkrankungen bestimmte Kriterien, besteht die Behandlungsmöglichkeit in einer psychiatrischen Institutsambulanz. Diese sind oftmals psychiatrischen Kliniken angeschlossen und können eine engmaschige Betreuung eher ermöglichen als viele niedergelassene Praxen. Aspekte wie Schwere der Erkrankung oder Verhinderung von Krankenhausbehandlung durch Betreuung in der Institutsambulanz müssen berücksichtigt werden. Häufig werden Betroffene Personen direkt aus der stationären oder teilstationären Behandlung in die Institutsambulanzen übergeleitet. Hinsichtlich der hohen Nachfrage an ambulante psychiatrische Behandlung sind jedoch auch in den psychiatrischen Institutsambulanzen Wartezeiten von mehreren Monaten bis zur Behandlung nicht unüblich.

9.4 Sozialpsychiatrische Dienste

Die Sozialpsychiatrischen Dienste (SpDi) sind als Einrichtung der örtlichen Gesundheitsämter ein relevanter Teil der psychiatrischen Grundversorgung. Die Entstehung des SpDi ging aus Reformbemühungen zur Verbesserung der psychotherapeutischpsychosomatischen Versorgung in den 1980er-Jahren hervor. Die Implementierung eines Sozialpsychiatrischen Dienstes wurde von der eingesetzten Expertenkommission im Rahmen der Psychiatrie-Enquete bundesweit empfohlen. Durch die Dienste sollte sowohl Daseinsvorsorge als auch Sicherstellung der fachärztlichen Versorgung auch für schwer psychisch erkrankte Personen gewährleistet werden (Albers 2011).

9.4.1 Organisation

In den meisten Bundesländern sind die kommunal organisierten SpDi im öffentlichen Gesundheitsdienst bzw. bei den Gesundheitsämtern angesiedelt. In einzelnen Bundesländern wie Bayern oder Baden-Württemberg wurde die Aufgabe an freie Träger delegiert. In Bremen sind sie beispielsweise aus dem Gesundheitsamt ausgegliedert und in den regionalen psychiatrischen Behandlungszentren (BHZ) des Klinikum Bremen-Ost gGmbH und des Klinikum Bremen-Nord gGmbH integriert.

9.4.2 Zusammensetzung

Die Umsetzung der Hilfen erfolgt bestenfalls durch ein multiprofessionelles Team, welches aus Fachärzten für Psychiatrie und Psychotherapie sowie Sozialpädagogen besteht. In vielen Diensten sind zudem Psychologen, Kinder- und Jugendpsychotherapeuten, Pflege- und Verwaltungskräfte tätig. Die interdisziplinäre Verzahnung soll so einen möglichst ganzheitlichen Behandlungsansatz bei der Betreuung psychisch erkrankter Personen gewährleisten.

9.4.3 Aufgaben und Leistungsspektrum

Die Aufgaben des SpDi umfassen neben aufsuchender Hilfe die sozialpsychiatrische Vor- und Nachsorge, Planung und Koordination von Einzelfallhilfen insbesondere mit Fokus auf Bevölkerungsgruppen, die über keinen oder erschwerten Zugang zur gesundheitlichen Regelversorgung verfügen. Besonderes Augenmerk liegt in der aufsuchenden psychiatrischen Arbeit, im Rahmen derer die Patienten in ihrer individuellen Lebenswelt und Umfeld außerhalb von Sprechzimmer, Klinik oder Einrichtung angetroffen werden (Gühne 2019).

Vorsorgende Hilfen

Zu den vorsorgenden Hilfen des SpDi gehören u.a.:

- Kontaktsuche und Kontaktaufnahme zu Gefährdeten (Anlaufstelle)
- Früherkennung psychischer Erkrankungen
- Beratung über Hilfen zur Erkennung von Erkrankungen und deren Behandlung
- Behandlungsmotivation
- Vorbereitung einer stationären Behandlung
- Krisenintervention in akuten psychischen Krisen

Nachsorgende Hilfen

Hierzu gehören die folgend aufgeführten Punkte:

- Hilfen zur Vorbereitung der Rückkehr aus der stationären Behandlung
- Sicherung der ambulanten Nachbehandlung
- längerfristige lebensbegleitende Unterstützung
- Zusammenarbeit mit Sozialdienst der Klinik und Institutsambulanzen
- Vermittlung von Angeboten psychosozialer Versorgung
- Unterstützung bei familiärer, beruflicher und sozialer Integration

9.4.4 Übergeordnete Tätigkeitsbereiche

Neben vor- und nachsorgender Tätigkeit koordiniert und vermittelt der SpDi weitere unterstützende Hilfen in Zusammenarbeit mit Ärzten, Kliniken und weiteren Institutionen. Ein großer Teil der Arbeit besteht aus Netzwerkarbeit und Netzwerksteuerung im regionalen Verbund. Weitere Arbeitsaufträge liegen in der Prävention, Öffentlichkeits- und Anti-Stigma-Arbeit sowie der Institutionsberatung.

9.4.5 Arbeitsweise

Kenntnis über Personen in akuten psychischen Krisen oder Ausnahmesituationen erlangen die SpDi auf verschiedenen Wegen, etwa durch die betroffene Person selbst oder durch Angehörige oder Nachbarn sowie Polizei und andere Behörden. Die so erhaltenen fremdanamnestischen Angaben können dabei helfen, den Hilfebedarf im Einzelfall abzuschätzen. Die aktive Kontaktaufnahme mit der betroffenen Person auf Hinweise durch Dritte ist ein Alleinstellungsmerkmal des Sozialpsychiatrischen Dienstes.

Anhand der Vorinformation wird im nächsten Schritt der geeignete Zugangsweg eingeschätzt: ein Beratungsangebot in der Dienststelle nach schriftlicher Einladung, eine telefonische Kontaktaufnahme, ein schriftlich angekündigter oder ein unangekündigter Hausbesuch. Ein Vorteil der Untersuchung vor Ort ist die gezielte Möglichkeit, das unmittelbare Wohnumfeld wahrzunehmen und so entsprechend Auffälligkeiten festzustellen (z.B. nicht geleerter Briefkasten, Pflegezustand der Wohnräume, Verfügbarkeit von Lebensmitteln etc.)

Insofern die betroffenen Personen eine psychiatrische Untersuchung zulassen, unterscheidet diese sich methodisch nicht von einer Untersuchung in der Praxis oder der Ambulanz. Die Mitarbeiter des SpDi sind dazu in der Lage, vor Ort die psychosoziale Konflikt Situation einzuschätzen und kurzfristig Unterstützung anzubieten, um Entlastung zu schaffen und/oder bei Bedarf eine Behandlung zu veranlassen.

9.4.6 Krisenintervention

Eine der Kernaufgaben des SpDi besteht in der Krisenintervention und – im Notfall – der Unterbringung in einer psychiatrischen Klinik. Bei der Krise kann es sich um eine akute psychosoziale Belastungsreaktion oder die Exazerbation einer auftretenden bzw. bereits bestehenden psychischen Erkrankung handeln. Krisengespräche finden telefonisch oder persönlich, bzw. aufsuchend statt. Mobile Teams können betroffene Personen entweder primär mit geeigneten Hilfen versorgen und so eine Klinikeinweisung vermeiden oder können bei bestehender krankheitsbedingter Eigen- oder Fremdgefährdung aufgrund fachärztlicher Kompetenz eine Unterbringungsnotwendigkeit kritisch prüfen. Ein psychiatrischer Notfall im Wohnumfeld betroffener Personen stellt sich oftmals komplizierter als in einer Klinik dar, sodass beispielsweise externe Faktoren wie die Dauer der Verfügbarkeit von Rettungsmitteln sich ungünstig auf den Zustand von Betroffenen auswirken können. Eine Behandlung im eigentlichen Sinne erfolgt durch die SpDi in der Regel nicht. Insofern der sozialpsychiatrische Dienst über eine psychiatrische Klinik an die Kassenärztliche Vereinigung angeschlossen ist, sind im Notfall auch medikamentöse Behandlungen gestattet. Die Mitarbeiter des sozialpsychiatrischen Dienstes unterliegen der Schweigepflicht.

9.5 Krisendienste

Bei Krisendiensten handelt es sich um spezialisiertes Angebot, welches betroffene Personen in akuten psycho-sozialen Krisen unterstützen und stabilisieren soll. Krisendienste sind darauf ausgerichtet, schnelle und effektive Hilfe anzubieten, um Betroffenen in einer schwierigen und oft sehr belastenden Situation zur Seite zu stehen. Trotz der unbestrittenen Notwendigkeit eines breiten ambulanten Hilfesystems sind Krisendienste in Deutschland nicht weit verbreitet. Neben langjährig bestehenden Krisendiensten, deren Entstehung bis auf die 1980er-Jahren zurückgehen und auf die Sicherstellung einer heimatnahen psychosozialen Unterstützung abzielten, wurde zuletzt beispielsweise mit der Novellierung des BayPsychKHG die Schaffung von Krisendiensten in Bayern gesetzlich verankert. Hier sind Krisendienste innerhalb des Bundeslandes unter einer einheitlichen Rufnummer erreichbar. Auch in weiteren Bundesländern besteht der politische Wille, vermehrt Krisendienste zu etablieren.

9.5.1 Hintergrund

Nicht jede psycho-soziale Krise stellt einen psychiatrischen Notfall dar. Ebenso besteht nicht immer die Indikation zur medizinischen Behandlung. Oftmals sind gezielte und unterstützende Interventionen im Sinne von entlastenden Gesprächen oder Beratungsleistungen eine geeignete Hilfestellung für betroffene Personen. Zudem besteht bei Betroffenen mitunter eine Hemmung, medizinische Hilfe in Anspruch zu nehmen, sodass das Angebot eines Krisendienstes hinsichtlich der Niederschwelligkeit oftmals bevorzugt angefragt wird. Hinsichtlich der oftmals sinkenden Ressourcen in psychiatrischen Kliniken stellen Krisendienste eine wichtige komplementäre Struktur in der psycho-sozialen Versorgungslandschaft dar.

9.5.2 Struktur

Krisendienste werden in der Regel aus verschiedenen Quellen finanziert, oft in einer Kombination mit Mitteln aus Kommune, Wohlfahrtsverbänden, Klinikträgern,

Spenden und weiteren Fördergeldern. Das Personal der Krisendienste besteht häufig aus ehrenamtlichen und vereinzelt fest angestellten Mitarbeitern, welche sich aus verschiedenen Berufsgruppen zusammensetzen. Weit verbreitet sind Psychologen, Sozialpädagogen, Gesundheits- und Krankenpfleger und Peer-Berater, jedoch auch Ärzte. Des Weiteren arbeiten Krisendienste in enger Kooperation mit weiteren relevanten Institutionen und Kliniken zusammen.

9.5.3 Arbeitsweise, Zugang und Ziele

Das Angebot von Krisendiensten kann ein breites Spektrum umfassen. Unterschiede bestehen unter anderem bei der Erreichbarkeit (stundenweise vs. 24/7) oder telefonischer vs. aufsuchender Beratung. Die Kontaktaufnahme zu Krisendiensten erfolgt in der Regel telefonisch über Hotline/Krisentelefone, wo weitere Maßnahmen koordiniert werden können. Je nach Angebot besteht auch die Möglichkeit einer persönlichen Vorstellung, insofern entsprechende Räumlichkeiten vorgehalten werden. Die Beratung erfolgt dabei ausschließlich auf freiwilliger Ebene und wird durch Betroffene eigenständig aufgesucht. Die Beratung erfolgt Diagnoseunabhängig mit dem Ziel, die betroffene Person mittels bedarfsgerechter Intervention zu unterstützen, ist kostenlos und kann auf Wunsch auch anonym erfolgen. Liegt eine psychische Krise vor, im Rahmen derer ein Mehrbedarf an Versorgung besteht, werden Betroffene an zuständige Strukturen wie ambulante oder (teil-)stationäre Strukturen weitergeleitet oder übergeben. Die hauptsächlichen Ziele der Krisendienste sind:

- **sofortige Unterstützung**: Schnelle Reaktion auf akute psychische Krisen, um den Zustand des Betroffenen zu stabilisieren.
- **Vermeidung von Hospitalisierung**: Wenn möglich, soll eine stationäre Aufnahme vermieden werden, um den Patienten in seiner gewohnten Umgebung zu unterstützen.
- **Verhinderung von Eskalationen**: Durch frühzeitige Intervention sollen Eskalationen und Verschlechterungen des psychischen Zustands vermieden werden.
- **Kontinuität der Versorgung**: Sicherstellung, dass Betroffene nach der Krise weiterhin Zugang zu geeigneten Behandlungs- und Unterstützungsangeboten haben.

9.5.4 Vorteile von Krisendiensten

Durch die üblicherweise schnelle Reaktion kann für Betroffene Personen unmittelbare Unterstützung erfolgen. Die Dienste sind oft ohne große bürokratische Hürden zugänglich, was den Zugang zu schneller zusätzlich Hilfe erleichtert. Durch individualisierte Betreuung kann flexibel und bedürfnisgerecht auf Betroffene reagiert werden. Im besten Fall können durch die Bereitstellung ambulanter und mobiler Dienste Krankenhausbehandlungen verhindert werden. Angesichts der teilweise wochen- bis monatelangen Wartezeiten bei psychiatrischen Fachärzten und unzureichend verfügbare zentrale Beratungsmöglichkeiten können Krisendienste eine rasch verfügbare Orientierungshilfe darstellen. Viele Krisendienste bieten zudem Informationsveranstaltungen an, um für psychische Erkrankungen und entsprechende Risiken zu sensibilisieren.

9.5.5 Problemstellungen

Obwohl die Angebote von Krisendienste in den letzten Jahren zunehmend in Anspruch genommen werden, sind viele Strukturen unterfinanziert und personell unterbesetzt. Qualität und Verfügbarkeit der Leistungen kann in Abhängigkeit der regional verfügbaren Strukturen deutlich differieren. Eine qualitative Unterstützung bedarf einer ausreichenden Finanzierung und dem politischen Willen, diese zu hinreichend zu sichern. Ein weiteres Problem stellt der oftmals fehlende Bekanntheitsgrad des Angebots dar. Es ließen sich sicherlich mehr Betroffene unterstützen, wenn diese über die Kenntnis des Angebots verfügen. Zuletzt stellt die anhaltende Stigmatisierung schwerer psychischer Erkrankungen eine der Ursachen für verspätete Hilfen durch das psychiatrische Versorgungssystem dar. Niedrigschwellige Angebote durch Krisendienste können dabei helfen, dass Betroffene bzw. auch deren Angehörige sich frühzeitiger um geeignete Hilfen bemühen.

9.6 Internetbasierte Hilfsangebote am Beispiel des Modellprojekts OBEON

9.6.1 Vorstellung

Mit „OBEON – Orientierungshilfe und Beratung Online für Menschen in seelischen Belastungssituationen und Menschen mit psychischen Erkrankungen sowie ihre Angehörigen und Zugehörigen" wurde 2023 ein Beratungsangebot geschaffen, dass es sich zum Ziel setzt, schnell, niedrigschwellig und mit der gebündelten Kompetenz eines deutschlandweiten trialogischen Beratungsteams zeitnahe Orientierungshilfe und Unterstützung in seelischen Belastungssituationen anzubieten.

9.6.2 Hintergrund

Bereits 2016 hat der Dachverband Gemeindepsychiatrie e.V. im Rahmen seiner Fachtagungen „Gemeindepsychiatrie 2.0 – Chancen und Grenzen von E-Mental Health I (2016) und II (2017)" mit seinen Mitgliedern und der interessierten Fachöffentlichkeit über die Möglichkeiten und notwendigen Qualitäten von E-Mental-Health diskutiert. Der Dachverband reagierte mit diesem Schwerpunkt bereits vier Jahre vor der Coronapandemie auf die schnelllebigen Entwicklungen einer wachsenden Digitalisierung und ihrer Bedeutung für die Gesellschaft und die Gemeindepsychiatrie. Die Coronapandemie hat die Erweiterung des klassischen Beratungsangebotes um digitale Beratungsformen beschleunigt. Online-Beratung, Telefonate, Messenger – ohne diese digitalen Werkzeuge wäre ein Aufrechterhalten von Kontakt, Kommunikation und Versorgung in der beratenden Landschaft während der Pandemie nicht möglich gewesen. Digitalisierung ist seitdem unumgänglich und musste für viele Organisationen und Träger neu gedacht werden. Das Projekt OBEON wird nach Bewilligung des Förderantrags durch das Bundesministerium für Gesundheit aufgrund eines Beschlusses des Deutschen Bundestages gefördert. Die Förderungsdauer beträgt insgesamt 3 Jahre bis Ende 2025.

9.6.3 Um was geht es?

Ziel des Modellvorhabens ist es, einen verbesserten Zugang zu regionalen Hilfe- und Unterstützungsmöglichkeiten herzustellen, insbesondere ins psychiatrische und psychosoziale Hilfesystem; für Menschen in seelischen Belastungssituationen/mit seelischen Erkrankungen sowie ihre Angehörigen und Zugehörigen. Beraten wird durch ein multiprofessionelles Beratungsteam mit langjähriger Erfahrung im Bereich der psychosozialen und psychiatrischen Beratung und Versorgung. Es setzt sich zusammen aus Betroffenen/Erfahrungsexperten, Angehörigen und Zugehörigen mit langjähriger persönlicher Erfahrung/Erfahrungsexpertise durch Miterleben von Menschen mit psychischer Belastung und Erkrankung und sozialpsychiatrischen Fachkräften.

Besonders herausragend ist, dass die zu erschaffende Beratungsplattform nicht nur trialogisch beratend tätig, sondern von Beginn an auch trialogisch konzipiert ist. Sprache, Anwendungstools wie auch der Aufbau wurden von Betroffenen, Angehörigen/Zugehörigen und sozialpsychiatrischen Fachkräfte entsprechend der Zielgruppe entwickelt. OBEON ist davon überzeugt, dass ein gutes Beratungsangebot nur mit Betroffenen und Angehörigen gemeinsam entwickelt werden kann. Ziel des Modellprojektes ist der prozesshafte Aufbau und die Erprobung eines niederschwelligen, trialogischen Online-Beratungsangebotes, das als Erstberatung Anliegen sondiert und Orientierungshilfe bieten soll. Auf Wunsch der Nutzenden informiert das Angebot über weitergehende Hilfe- und Beratungsmöglichkeiten und organisiert ggf. eine Vermittlung an passgenaue regionale Hilfen der Gemeindepsychiatrie.

9.6.4 Erreichbarkeit

Beraten wird digital über einen Sofortchat oder mit Terminbuchung bei konkreten Beratenden via Chat, per E-Mail über Video-Chat. Bewusst nicht als Krisendienst und dauerhafte psychosoziale Beratung konzipiert, steht die Beratungsplattform an Werktagen in der Zeit von 9:00 bis 22:00 Uhr – je nach Ressourcen der Beratenden – für Nutzende zur Verfügung. Die Beratungszeiten werden sich durch eine sukzessive Erhöhung des Beratendenpools im Verlauf des Projektes erweitern. Bei der Suche nach der persönlich passenden Beratung bestehen Wahlmöglichkeiten in Bezug auf den trialogischen Hintergrund der beratenden Person, der transparent auf der Plattform ersichtlich ist. Beratung von den Menschen erhalten zu können, die dem eigenen Anliegen am nächsten scheinen, ist ein unbedingter Aspekt des OBEON-Konzeptes.

9.6.5 Organisation und Mitarbeit

Ein Mitwirken an der Beratungsplattform ist zunächst Mitgliedern und Kooperationspartnern des Dachverbands vorbehalten. Die Kombination aus trialogischem Ansatz, niederschwelliger, digitaler Erstberatung und bedarfsweiser Weiterleitung an regionale Träger mit dortiger Möglichkeit der weiteren Face-to-Face-Beratung ist in dieser Art neu. Getragen wird das Online-Angebot durch das starke Netzwerk beteiligter Mitglieder des Dachverband Gemeindepsychiatrie e.V. und Kooperationspartnerschaft. Mit ihren fachlichen, lebensweltorientierten Kompetenzen und ihrer regionalen Kenntnis von Strukturen, Netzwerken sowie Kontakten zu Kommunen und der Selbsthilfe sind sie perfekt aufgestellt. Ihre inhaltlichen Kenntnisse erstrecken sich über weite Bereiche – von Rehabilitation über Teilhabe bis hin zu Behandlung und Pflege – und quer durch alle Sozialgesetzbücher.

9.6.6 Netzwerkarbeit ohne Barrieren

Ein Teilaspekt des Projektes ist auch die nachhaltige Erweiterung des bestehenden Netzwerkes durch Vertreter der Betroffenen/Erfahrungsexperten, der Sozialpsychiatrischen Dienste, der Gemeindepsychiatrischen Verbünde, Vertretern der Angehörigenselbsthilfe sowie anderer Verbände bis zum Ende der Projektlaufzeit. Eine Vernetzung mit bereits bestehenden Online-Angeboten wird seit Projektbeginn ebenfalls vorangetrieben.

9.6.7 Wissenschaftliche Begleitung

Begleitet wird das Projekt wissenschaftlich mittels einer Evaluation der Struktur- und Prozessqualität durch das Institut für Sozialpsychiatrie Mecklenburg-Vorpommern e.V., An-Institut der Universität Greifswald, Direktor, Außenstelle Rostock. In Zusammenarbeit mit dem Institut wurde ein Konzept zur Onlinebefragung der Ratsuchenden entwickelt und die erhaltenen Daten auf der Grundlage aktueller Versorgungsforschung in Bezug auf niederschwellige Beratungsangebote ausgewertet. Beraten und begleitet wird OBEON durch einen externen Expertenrat unterschiedlicher Akteure der psychiatrischen und psychosozialen Landschaft.

Mehr Infos unter

- www.obeon.de
- www.linktr.ee/obeon
- Instagram: @obeon.de

9.7 Selbsthilfegruppen bei psychischen Erkrankungen

Die Selbsthilfebewegung wurde seit ihren Anfängen vorangetrieben durch Personengruppen, die Defizite in der medizinischen Versorgung erlebten, negative Erfahrungen mit Fachkräften machten oder gesellschaftlich ausgegrenzt wurden.

Die entsetzlichen Zustände in psychiatrischen Anstalten vor 1970 konnten auch durch das Engagement von Psychiatrie-Erfahrenen und ihren Angehörigen aufgedeckt und thematisiert werden. Beispiele wie die „Anti-Psychiatrie-Bewegung“, die „Recovery-Bewegung“ oder die „Stimmhörer-Bewegung“ zeigen verschiedene Ansätze und Konzepte, die im Verlauf der letzten Jahrzehnte innerhalb der Betroffenen-Gemeinschaft entstanden sind (Psychiatrienetz 2024). Seitdem hat sich glücklicherweise vieles in der psychiatrischen Versorgung verbessert, jedoch kämpfen Betroffene und Angehörige weiterhin gegen Stigmatisierung und zeigen existierende Versorgungsmängel auf.

9.7.1 Grenzen von Selbsthilfegruppen

Ein wichtiger Hinweis vorweg: Eine Selbsthilfegruppe ersetzt keine professionelle psychiatrische Versorgung und sie ist lediglich begrenzt geeignet, Wartezeiten auf Therapie- oder Behandlungsplätze zu überbrücken. Für solche Zwecke sind Akutsprechstunden für psychische Erkrankungen an Kliniken oder örtliche Krisendienste besser geeignet (NAKOS 2018).

Selbsthilfegruppen arbeiten ausschließlich ehrenamtlich und können keine Betreuungsfunktion oder Therapieaufgaben übernehmen. Sie sind als Ergänzung des professionellen Versorgungssystems zu betrachten. Ein wesentliches Arbeitsprinzip von Selbsthilfegruppen ist die Freiwilligkeit der Teilnahme. Ein Drängen Betroffener in eine Selbsthilfegruppe widerspricht diesem Prinzip und erzeugt eine Versorgungserwartung gegenüber aktiven Selbsthilfegruppen, die diese nicht einlösen können und auch nicht wollen (RKI 2004). Die aktive Mitwirkung in einer Selbsthilfegruppe kann einen wichtigen Beitrag zur Bewältigung und zum Umgang mit einer psychischen Erkrankung leisten (NAKOS 2018).

9.7.2 Psychisch erkrankte Menschen in der Selbsthilfe

Menschen in Selbsthilfegruppen leisten einen erheblichen Beitrag zur Bewältigung persönlicher Probleme, zu sozialer Integration, zu gesellschaftlicher Artikulation und Teilhabe. Sie bilden eine wesentliche Säule des bürgerschaftlichen Engagements in Deutschland. Im Zentrum gemeinschaftlicher Selbsthilfe steht der Austausch von Erfahrungen mit anderen Betroffenen. Dies kann klassisch in Gesprächskreisen, aber auch in kreativen und künstlerischen Formen stattfinden. Menschen mit psychischen Erkrankungen übernehmen die Verantwortung für ihren eigenen Lebensweg und ihre Genesung. Sie unterstützen sich gegenseitig dabei, mit seelischen Krisen umzugehen, Barrieren zu überwinden und eine kritisch-reflektierte und zugleich positive und handlungsorientierte Perspektive einzunehmen (Psychiatrienetz 2024).

9.7.3 Leitlinien empfehlen Selbsthilfegruppen

Den Wert und die Wirkung von Zusammenschlüssen Betroffener oder Angehöriger in Selbsthilfegruppen haben neben wissenschaftlichen Studien (z.B. SHILD-Studie 2018) auch die einschlägigen Wissenschaftlichen Medizinischen Fachgesellschaften erkannt. In wichtigen Behandlungsleitlinien wird auf die Selbsthilfe verwiesen. Als zentrale störungsübergreifende Leitlinie im Bereich der psychischen Erkrankungen ist 2013 die S3-Leitlinie „Psychosoziale Therapien bei schweren psychischen Erkrankungen" erschienen. Darin wird die „erhebliche Bedeutung" der Selbsthilfe in der Behandlung von Menschen mit chronischen psychischen Erkrankungen betont. Aufgeführt werden

- emotionale Entlastung
- gegenseitige emotionale Unterstützung
- konkrete Lebenshilfe
- Stärkung des Selbstbewusstseins und Selbstwertgefühls
- Empowerment

- Selbstwirksamkeitserleben
- Erweiterung der Strategien im Umgang mit der Erkrankung
- Förderung des Erkennens von Frühwarnzeichen
- Anregung zum Aufbau beziehungsweise zur Stabilisierung des sozialen Netzes
- Aufbau eines individuellen Krisennetzes und Krisenplans
- positive Wirkung auf Befindlichkeit und Krankheitsverlauf (z.B. kürzere Klinikaufenthalte) (NAKOS 2018).

9.7.4 Selbsthilfe und Psychotherapie

Selbsthilfegruppen sind für Menschen mit psychischen Erkrankungen eine bewährte Ergänzung zu ihrer psychotherapeutischen Behandlung. Die Perspektive von Gleichbetroffenen ist wohltuend alltags- und lebensnah, der Austausch von Erfahrungen, Gedanken und Strategien im Umgang mit der Erkrankung besitzt eine Qualität, die Nicht-Betroffene nicht bieten können. Auch im Anschluss an eine abgeschlossene Psychotherapie empfiehlt sich die Teilnahme an einer Selbsthilfegruppe zur Stabilisierung, als eine Art Nachsorge sowie unter präventiven Aspekten. Zudem bietet eine Selbsthilfegruppe auch nach Abschluss einer Psychotherapie einen geschützten Rahmen, in der die Erkrankung und ihre Auswirkungen thematisiert werden können.

9.7.5 Selbsthilfegruppen: Was sie sind

In Selbsthilfegruppen schließen sich Menschen zusammen, die ein gemeinsames Problem oder Anliegen haben. Das können Selbstbetroffene sein genauso wie Angehörige. Die Teilnehmenden unterstützen und informieren einander, um ihre Situation zu verbessern. Sie treffen sich regelmäßig und ohne professionelle Leitung. Die Teilnahme an den Treffen ist freiwillig und oft kostenlos. Selbsthilfegruppen arbeiten ehrenamtlich und bestehen zu fast jedem Thema: zu häufigen und seltenen Krankheiten, Behinderungen, Süchten, sozialen und eben auch psychischen Problemen (NAKOS 2022).

9.7.6 Selbsthilfegruppen: Wie sie arbeiten

Selbsthilfegruppen bieten psychosoziale Hilfestellungen für die Alltagsbewältigung und geben emotionale Unterstützung. Krankheitsbezogenes Erfahrungswissen wird von den Betroffenen weitergetragen und gleichzeitig über das Versorgungssystem informiert. Auch wenn die Betroffenheit ihrer Mitglieder von derselben Krankheit oder demselben Problem das Kernelement jeder Selbsthilfegruppe ist, führt die Beschäftigung und Auseinandersetzung mit ganz unterschiedlichen Themenbereichen zur Ausbildung verschiedener Arbeitsweisen, Handlungsformen und Zielen von Selbsthilfegruppen (RKI 2004)

Jede Selbsthilfegruppe hat demnach ihre eigene Arbeitsweise. Üblich sind regelmäßige Gesprächsrunden: manche treffen sich wöchentlich, andere monatlich oder noch seltener – jede Selbsthilfegruppe entscheidet das für sich. Oft kann jede Teilnehmende über das eigene aktuelle Befinden reden, zumindest in einer kurzen Eingangsrunde. Es gibt eine feste Regel: Was in der Gruppe besprochen wird, ist vertraulich und wird nicht nach außen gegeben.

Einige Selbsthilfegruppen legen vorab ein Thema für das nächste Treffen fest. Dazu laden die Gruppen teilweise Fachkräfte ein, etwa aus der Medizin. Es gibt auch Selbsthilfegruppen, die sich nicht oder nicht nur zu regelmäßigen Gesprächskreisen treffen. Einige Selbsthilfegruppen gehen Freizeitaktivitäten nach und treffen sich zum Beispiel zum gemeinsamen Sport.

Andere Selbsthilfegruppen und vor allem Selbsthilfeorganisationen wenden sich besonders an Außenstehende. Sie informieren die Öffentlichkeit über ihre Krankheit oder ihr Anliegen und wollen gegenüber Fachkräften und Politik auf Änderungen hinwirken (NAKOS 2022).

9.7.7 Selbsthilfegruppen: Wo sie zu finden sind

Es gibt drei bewährte Möglichkeiten, eine Selbsthilfegruppe zu finden. Der erste und einfachste Weg führt über eine *Selbsthilfekontaktstelle*. Selbsthilfekontaktstellen sind professionelle Beratungsstellen mit hauptamtlichen Fachkräften. Sie vermitteln Interessierte an Selbsthilfegruppen in der Nähe – egal, um welches Problem oder Anliegen es geht. Deutschlandweit gibt es rund 330 Selbsthilfekontaktstellen.

Bei der Erfüllung ihrer Informations- und Unterstützungsaufgaben übernehmen Mitarbeitende von Selbsthilfekontaktstellen oftmals eine Clearingfunktion für Anfragende: Sie informieren über die Möglichkeiten der gemeinschaftlichen Selbsthilfe in Gruppen ebenso wie über Unterstützungsmöglichkeiten im professionellen Versorgungssystem (NAKOS 2018).

> **Selbsthilfekontaktstellen in Deutschland:** https://www.nakos.de/adressen/rot/

Selbsthilfeorganisationen, die sich mit einem bestimmten Thema, also einer Krankheit, einer Behinderung, einem psychischen oder sozialen Problem befassen, bieten ebenfalls Selbsthilfegruppen an. Viele Selbsthilfeorganisationen sind bundesweit aktiv und haben Verbände in den Bundesländern. Sie vermitteln an Gruppen vor Ort, die Mitglied in ihrer Vereinigung sind.

> **Selbsthilfeorganisationen in Deutschland:** https://www.nakos.de/adressen/gruen/

Drittens können Interessierte *digitale Selbsthilfegruppen* auf der Internetseite www.digitale-selbsthilfe.de finden. In der Datenbank sind Kontaktdaten zu Online-Selbsthilfegruppen in ganz Deutschland aufgeführt.

> **Digitale Selbsthilfegruppen:** https://digitale-selbsthilfe.de/finden/datenbank-digitale-selbsthilfegruppen/

9.7.8 Selbsthilfegruppen: Wie sie gegründet werden

Manchmal gibt es in der Region noch keine Selbsthilfegruppe zu einem bestimmten Thema. Betroffene oder Angehörige können dann selbst aktiv werden und eine Gruppe gründen.

Hilfe bei der Gründung erhalten sie bei *Selbsthilfekontaktstellen*. Die Selbsthilfekontaktstellen unterstützen bei der Suche nach weiteren Betroffenen. Außerdem bieten sie Räume für die Gruppentreffen oder geben Tipps, wo die Gruppe sich sonst treffen könnte. Auch im weiteren Verlauf unterstützen Selbsthilfekontaktstellen bei der Gruppenarbeit, wenn dies von der Selbsthilfegruppe gewünscht ist; sei es durch Fortbildungsangebote für Gruppenteilnehmende, Hilfe bei Konflikten oder der Antragstellung von Fördermitteln bei den Krankenkassen.

***Tipp:** Weisen Sie auf die nächstgelegene Selbsthilfekontaktstelle hin. Selbsthilfeorganisationen sind wichtige Anlaufstellen für Betroffene und Angehörige (z.B. Bundesverband Psychiatrie-Erfahrener (BPE) e.V. oder Familien-Selbsthilfe Psychiatrie – Bundesverband der Angehörigen psychisch erkrankter Menschen e.V. (BApK)).*

9.8 Notfallseelsorge und Krisenintervention im Rettungsdienst

Die Notfallseelsorge bietet spirituelle und psychosoziale Unterstützung in akuten Not- und Unglücksfällen. Notfallseelsorger sind häufig ehrenamtlich tätig und werden bei größeren Einsätzen gemeinsam mit Rettungsdiensten angefordert. Sie unterstützen sowohl Betroffene als auch Einsatzkräfte durch Gespräche, Beistand und die Vermittlung von Trost. Die einzelnen Seelsorger sind in Grundlagen der Psychotraumatologie, Krisenkommunikation und ethischen Aspekten ihres Handelns geschult.

9.8.1 Zielgruppe und Arbeitsweise

Krisenintervention kann neben direkt betroffenen Personen auch dem Rettungsdienstpersonal selbst zugutekommen, schließlich sind Mitarbeiter im Rettungsdienst häufig extremen Stresssituationen ausgesetzt. Dies kann nicht nur physische, sondern auch tiefe psychische Belastungen zur Folge haben. Programme zur Krisenintervention und psychologischen Ersten Hilfe können dazu beitragen, das Burnout-Risiko zu senken und die psychische Gesundheit der Einsatzkräfte zu fördern. Kriseninterventionsteams bieten Schulungen in psychischer Erster Hilfe an, die darauf abzielen, das Personal darauf vorzubereiten, mit eigenen emotionalen Reaktionen auf traumatische Ereignisse umzugehen. Dies umfasst Techniken zur Selbstregulierung und Stressbewältigung, die unmittelbar während oder nach belastenden Einsätzen angewendet werden können. Nach besonders schwierigen Einsätzen können außerdem strukturierte Debriefing-Sessions dazu beitragen, das Erlebte zu verarbeiten. Diese Sitzungen finden meist in größeren Runden statt und bieten eine sichere Umgebung, in der Emotionen und Gedanken ausgedrückt werden können, und fördern das Verständnis für gemeinsame Reaktionen auf traumatische Erlebnisse.

Einige Rettungsdienstorganisationen bieten Zugang zu psychologischer Beratung oder Therapie an. Dies kann dazu beitragen, psychische Erkrankungen wie PTBS, Angststörungen oder Depressionen zu verhindern oder zu behandeln. Programme zur Stärkung der psychischen Widerstandsfähigkeit (Resilienz) sind ebenfalls ein wichtiger Bestandteil der Krisenintervention. In manchen Fällen werden auch Peer-Support-Programme implementiert, bei denen speziell geschulte Mitarbeiter ihren Kollegen Unterstützung und Beratung anbieten. Diese Kollegen können oft besonders effektiv helfen, da sie die spezifischen Herausforderungen des Berufs aus eigener Erfahrung kennen.

9.9 Telefonseelsorge

Die Telefonseelsorge ist ein deutschlandweit verfügbarer Dienst, der rund um die Uhr erreichbar ist und von Menschen in Krisensituationen oder mit Suizidgedanken anonym und kostenlos genutzt werden kann. Die Telefonseelsorge wird von ehrenamtlichen Mitarbeitern getragen, die in intensiven Kursen ausgebildet werden. Die Ausbildung umfasst Kenntnisse zu psychologischen Grundlagen, Gesprächsführungstechniken und spezielle Schulungen im Umgang mit Krisensituationen. Dies gewährleistet, dass Anrufer kompetente Unterstützung erhalten und, falls nötig, an weiterführende Hilfsangebote vermittelt werden können.

9.9.1 Organisation

Die Telefonseelsorge spielt auch eine entscheidende Rolle im Rahmen der Psychosozialen Notfallversorgung in Deutschland. Sie bietet eine erste, niedrigschwellige Anlaufstelle für Menschen in seelischen Krisen und ist oft der erste Schritt zur weiteren psychosozialen Hilfe. In Katastrophenfällen oder nach großen Unglücken arbeitet die Telefonseelsorge eng mit weiteren Einrichtungen der Notfallversorgung zusammen, um sicherzustellen, dass Betroffene umfassend unterstützt werden. Dies umfasst auch die Koordination mit lokalen Kriseninterventionsteams und anderen psychosozialen Diensten.

9.9.2 Erreichbarkeit

Das Angebot wurde kontinuierlich ausgebaut und ist mittlerweile rund um die Uhr verfügbar. Zudem wurde das Angebot mit der Zeit um eine Online-Beratung erweitert, um den Zugang weiter zu erleichtern und den veränderten Kommunikationsgewohnheiten gerecht zu werden (https://online.telefonseelsorge.de/).

10 Second-Victim-Phänomen und Prävention sekundärer Traumatisierung

Andrea Forster[1], Marion Koll-Krüsmann[1] und Alexander Baasner[2]

Der Begriff des Second Victim findet Anwendung, wenn Personen im Gesundheitswesen aufgrund einer Beteiligung an belastenden Einsatzumständen psychische Folgen aufweisen, die sich auf persönliche und berufliche Umstände auswirken. Grundsätzlich zählen alle Mitarbeitenden im Gesundheitswesen, sei es in der Praxis, im stationären oder im ambulanten Setting, ebenso wie die Einsatzkräfte verschiedenster Organisationen, wie z.B. der Feuerwehren oder der Rettungsdienste zur Risikopopulation für die Entwicklung einer tätigkeitsbedingten Traumafolgestörung infolge schwerwiegender Ereignisse und sie können zu Second Victims werden (Hinzmann et al. 2021; Koll-Krüsmann 2021). Second Victims sind laut evidenz- und konsensbasierter Definition des European Researchers' Network Working on Second Victims (ERNST):

> *„Any health care worker, directly or indirectly involved in an unanticipated adverse patient event, unintentional healthcare error, or patient injury, and who becomes victimized in the sense that they are also negatively impacted."* (Vanhaecht et al. 2022)

10.1 Prävalenz und Erscheinungsbild

Eine Befragung unter deutschen Medizinern in der präklinischen Notfallmedizin ergab, dass 53% ein- oder mehrmals in ihrer Berufslaufbahn vom Second Victim Phänomen betroffen waren. Unerwünschte Ereignisse, die zu einer Patientenschädigung

1 Autorin der Subkapitel 10.0, 10.2 und 10.3
2 Autor der Subkapitel 10.1, 10.4, 10.5 und 10.6

führten und unerwartete Todesfälle oder Suizide von Patienten wurden am häufigsten als Schlüsselereignisse eingestuft (Marung et al. 2023). Es verwundert nicht, dass die individuellen Auswirkungen auf die psychische Gesundheit der Betroffenen den Symptomen einer posttraumatischen Belastungsstörung stark ähneln. Second Victims berichteten über ein breites Spektrum an Symptomen der emotionalen Belastung: u.a. beunruhigende Erinnerungen, Angst/Besorgnis, Wut gegen sich selbst, Bedauern/Reue, Verzweiflung, Angst vor zukünftigen Fehlern, Verlegenheit, Schuld und Schlafprobleme (Busch et al. 2020). Die vorgestellten Befunde machen die Bedarfe für Strukturen der Psychosozialen Unterstützung (PSU) für im Gesundheitswesen Tätige deutlich. Niederschwellige kollegiale Unterstützung kann hier ebenfalls eine Hilfsstruktur darstellen (Strametz 2024).

10.2 Stigmatisierung psychischer Gesundheitsprobleme

Anhaltende Stigmatisierung von Menschen mit psychischen Erkrankungen oder jenen, die psychosoziale Unterstützung in Anspruch nehmen, führt dazu, dass Betroffene aus Angst vor negativen Reaktionen und beruflichen Nachteilen erst verzögert, spät oder gar nicht nach Unterstützung im Umgang mit Traumafolgestörungen zu fragen. In den Reihen von Einsatzkräften wie Feuerwehr, Polizei und Rettungsdiensten ist das Problem der Stigmatisierung besonders ausgeprägt. Studien zeigen, dass Einsatzkräfte oft zögern, psychosoziale Hilfsangebote in Anspruch zu nehmen, selbst wenn sie verfügbar sind. Eine Studie von Haugen et al. (2017) deutet darauf hin, dass Einsatzkräfte häufig eine Kultur der „Stärke" erleben, in der das Eingestehen von psychischen Problemen als Schwäche gesehen wird, was die Inanspruchnahme von Unterstützungsangeboten verringert.

10.3 Psychosoziale Unterstützung (PSU) im Gesundheitswesen

10.3.1 Der Ansatzpunkt der PSU-Arbeit: Schwerwiegende Ereignisse und die Prävention des Second-Victim-Phänomens

Es sind unterschiedliche Situationen, die von den Behandelnden im Gesundheitswesen als belastend erlebt und somit als schwerwiegende Ereignisse eingruppiert werden können. Als typische Ereignisse sind belastende Einsätze in der Präklinik, Zwischenfälle in der Anästhesie oder Intensivmedizin, Ereignisse in der Geburtshilfe, Erleben von Gewalt, Arbeitsbelastung und die Häufigkeit von Ereignissen, Schädigung von Patienten, Ereignisse mit Kollegen oder bekannten Personen und Ereignisse mit Kindern zu nennen (Hinzmann et al. 2021). Schwerwiegende Ereignisse sind Ereignisse, die häufig unerwartet und plötzlich auftreten. Sie werden für andere oder sich selbst mit Lebensgefahr in Verbindung gebracht. Sie können zum Tod eines Menschen führen. In diesen belastenden Situationen kann die Fähigkeit des planvollen Handelns oder das Erleben von Gefühlen stark reduziert sein. Sie können zu Hilflosigkeit und Handlungsunfähigkeit oder zu roboterähnlichem Verhalten führen (Fischer u. Riedesser 2020).

10.3.2 Fachkonzept der kollegialen Psychosozialen Unterstützung (PSU)

Kollegiale Unterstützungssysteme und Durchführung von Akut- oder Kriseninterventionen sind für viele Berufsgruppen bereits seit Jahren etabliert. Die Psychosoziale Notfallversorgung (PSNV) für Einsatzkräfte (PSNV-E) der Feuerwehren und im Rettungsdienst (Krüsmann 2003) und beispielsweise auch kollegiale Unterstützung für Mitarbeitende in Banken (Böttcher u. Krüsmann 2008) existiert schon viele Jahre. Psychosoziale Unterstützung (PSU) ist eine spezielle Anpassung der bestehenden Konzepte der PSNV für im Gesundheitswesen Tätige. PSU orientiert sich an den Qualitätsstandards und Leitlinien für die PSNV des Bundesamts für Bevölkerungsschutz und Katastrophenhilfe (BBK) (Bundesamt für Bevölkerungsschutz und Katastrophenhilfe 2012; Heininger u. Forster 2023; Schießl u. Koll-Krüsmann 2023).

Peers, also kollegiale Unterstützende, sind das zentrale Element der PSU-Arbeit. Peers sind in psychosozialer Unterstützung besonders geschulte und trainierte Kollegen, sie sind Gleiche unter Gleichen. Peers bieten niederschwellige Hilfe bei schwerwiegenden Ereignissen. Sie besitzen die Kompetenzen als Kollegen vor Ort, kennen die Situationen und Arbeitsbedingung der betroffenen Kollegen und besitzen durch ihre spezielle Ausbildungen zum PSU-Peer, Kompetenzen im Umgang mit Kollegen in akuten Belastungssituationen. Zudem sind Peers eine wichtige Schnittstelle zu weiterführenden Hilfen, insofern diese benötigt werden (Heininger u. Forster 2023; Schießl u. Koll-Krüsmann 2023) und reduzieren die Angst vor Stigmatisierung oder „Gesichtsverlust" (Hinzmann et al. 2021).

10.3.3 Vorgehensweise

Grundsätzlich wird nach einem dreistufigen Präventionskonzept gearbeitet. Unter den Aspekt der primären Prävention fallen Maßnahmen, die vor Eintritt eines möglichen Ereignisses angeboten werden. Dazu zählen z.B. Fortbildungen für verschiedene Berufsgruppen. Als Beispiel können hierfür Pflegende in der Landeshauptstadt München genannt werden, für die beispielsweise Unterrichte mit psychoedukativen Inhalten in der pflegerischen Fort- und Weiterbildung angeboten werden (Heininger u. Forster 2023). Auch Peers können ereignisunabhängig primärpräventiv tätig werden, indem sie kurze Fortbildungen zu Stress, Stressbewältigung und zur Stärkung der eigenen Bewältigungskompetenzen der Mitarbeitenden anbieten (Heininger u. Forster 2023; Koll-Krüsmann 2021).

Neben der primären Prävention sind nach dem Eintritt schwerwiegender Ereignisse Gesprächsangebote und spezifische Unterstützung Maßnahmen der sekundären Prävention. Diese können vor Ort durch Peers erfolgen oder telefonisch über die PSU-HELPLINE des Vereins PSU-Akut in Anspruch genommen werden (Heininger u. Forster 2023; Koll-Krüsmann 2021). Die dritte Stufe, die tertiäre Prävention, beinhaltet weiterführende Maßnahmen bei anhaltender Belastung, wie z.B. Psychotherapie und ist explizit keine Aufgabe von Peers.

10.3.4 Fachlicher Hintergrund

Aus psychotraumatologischer Sicht gibt es einige Faktoren, die erklären, warum sich Elemente der Psychosozialen Unterstützung begünstigend auf die Bewältigung schwerwiegender Ereignisse im beruflichen oder ehrenamtlichen Kontext auswirken. Zum einen wirkt das Wissen über mögliche Auswirkungen von traumatischen Ereignissen protektiv gegenüber dem Stress, der als Symptom nach einem Ereignis wahrgenommen werden kann, da sich die Sorge um die erlebten Symptome reduzieren kann. Außerdem können angewendete erlernte Techniken und angeeignete Kompetenzen zur Symptombewältigung zu einem Rückgang der Symptome führen. Eine kognitive und emotionale Auseinandersetzung, im richtigen Setting und zum richtigen Zeitpunkt, u.a. im Rahmen von kollegialer Nachsorge, kann zu einer Verarbeitung des Erlebten führen (Koll-Krüsmann 2021; Krüsmann u. Karl 2012).

10.3.5 Hilfsangebote für im Gesundheitswesen Tätige des gemeinnützigen Vereins PSU-Akut

PSU-Akut e.V. bietet ein umfassendes Konzept aus Aufklärung, Ausbildung, Akuthilfe und Austausch, worunter unter anderem die Ausbildung zum Peer in unterschiedlichen Modulen, Akutinterventionen vor Ort im Rahmen der Akuthilfe, ein telefonisches Unterstützungsangebot – die PSU-HELPLINE – sowie Projekt- und Prozessbegleitung zur Implementierung von Peer Support Systemen in Einrichtungen des Gesundheitswesens (www.psu-akut.de) fallen (PSU-Akut e.V. 2022).

Die PSU-HELPLINE ist ein bundesweit einmaliges telefonisches Unterstützungsangebot für alle im Gesundheitswesen Tätige. Alle Mitarbeitenden im Gesundheitswesen können sich für ein kostenfreies, vertrauliches und anonymes kollegiales Gespräch an die PSU-HEPLINE wenden und eine telefonische kollegiale Beratung in Anspruch nehmen. An der PSU- HELPLINE arbeiten in kollegialer Unterstützung ausgebildete Personen aus dem Gesundheitswesen sowie psychosoziale Fachkräfte. In die PSU HELPLINE eingebunden ist zudem ein Team von erfahrenen approbierten Psychotherapeutinnen. Bei Bedarf können die betroffenen Anrufenden durch die kollegialen Beratenden in eine in die PSU-HELPLINE integrierte psychotherapeutische Sprechzeit vermittelt werden (Koll-Krüsmann et al. 2021; Schießl u. Hinzmann 2021).

> Die PSU-HELPLINE ist täglich von 09:00 bis 21:00 Uhr unter der Telefonnummer 0800 0911912 erreichbar. Unterstützung kann zudem per E-Mail unter beratung@psu-helpline.de angefragt werden (www.psu-helpline.de).

10.4 Psychosoziale Notfallversorgung (PSNV)

Die Psychosoziale Notfallversorgung ist ein wichtiger Bestandteil der Notfall- und Katastrophenhilfe in Deutschland, der sich mit der psychologischen und emotionalen Unterstützung von Menschen befasst, die von Krisen, Katastrophen oder traumatischen Ereignissen betroffen sind. Der Ansatz verdeutlicht, dass die Folgen derartiger Ereignisse oft über körperliche Verletzungen hinausgehen und die psychische und emotionale Gesundheit der Betroffenen tief berühren. Ziel der PSNV ist es, sowohl Opfern als auch Einsatzkräften und Angehörigen betroffener Personen unmittelbar nach einem traumatischen Ereignis psychologische Erste Hilfe zu leisten, um akute Belastungsreaktionen zu mindern und die psychische Widerstandsfähigkeit zu stärken.

10.4.1 Organisation und Arbeitsweise

Die PSNV basiert auf der Zusammenarbeit zwischen verschiedenen professionellen Diensten, einschließlich Psychologen, Sozialarbeitern, Seelsorgern und speziell geschulten Notfallseelsorgern. Die Etablierung und Entwicklung der PSNV in Deutschland spiegelt das wachsende Bewusstsein für die Bedeutung der psychischen Gesundheit im Kontext von Notfällen und Katastrophen wider. Die Fortentwicklung hin zur Spezialisierung der „Notfallpsychologie“ als ein Teilgebiet der Krisenpsychologie in Europa ist dabei auf die diversen Erfahrungen der einzelnen Mitgliedsstaaten zurückzuführen (Lasogga u. Gasch 2008). Infolgedessen wurden spezielle PSNV-Teams bei Feuerwehren, Polizeidienststellen und medizinischen Notfallteams eingerichtet, wodurch die psychosoziale Betreuung in die Struktur der Notfalldienste eingebettet wurde.

Die Bedeutung der PSNV erstreckt sich über mehrere Dimensionen der Notfallversorgung. Sie bietet Opfern von Katastrophen und traumatischen Ereignissen entscheidende Unterstützung, indem sie auf ihre unmittelbaren psychologischen Bedürfnisse eingeht, um das Risiko langfristiger psychischer Folgen zu mindern. Darüber hinaus bietet die PSNV wesentliche Unterstützung für Notfallhelfer, die aufgrund ihrer Arbeit in hochbelasteten Umgebungen selbst dem Risiko einer sekundären traumatischen Belastung ausgesetzt sind. Durch ihr frühzeitiges Eingreifen trägt die PSNV dazu bei, die Widerstandsfähigkeit der Gemeinschaft zu stärken, Ängste abzubauen und das Sicherheitsgefühl der betroffenen Bevölkerung zu fördern. Wichtig ist, dass eine frühzeitige psychosoziale Intervention durch PSNV die Entwicklung chronischer psychischer Störungen, wie z.B. einer posttraumatischen Belastungsstörung (PTSD), bei Personen verhindern kann, die von traumatischen Ereignissen betroffen sind.

10.4.2 Interventionsphasen der PSNV

Die psychosoziale Notfallversorgung gliedert sich in Europa in drei aufeinanderfolgende Phasen: die Primär-, Sekundär- und Tertiärphase (s. Abb. 3).

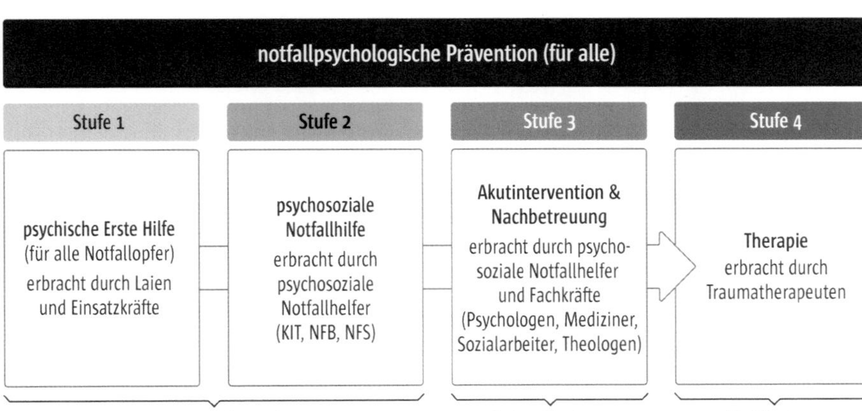

Abb. 3 Abfolge und Dimension notfallpsychologischer Interventionen

Akutphase (Primärphase)

Ein externes Ereignis löst initial die psychosoziale Notfallkette als *Primärphase* aus, beginnend in den ersten 48 Stunden nach dem Ereignis. In dieser Phase wird gemäß Lasogga und Gasch (2002b) Psychische Erste Hilfe geleistet, eine Form der Krisenintervention, die von Rettungskräften beispielsweise direkt an verletzte Betroffene erbracht wird und die darauf abzielt, pathogene Stressoren zu identifizieren und zu reduzieren (Everly u. Mitchell 2002), um die Entstehung psychischer Erkrankungen zu verhindern. Diese Phase umfasst auch Personen, die keine medizinische Erstversorgung benötigen, wie Augenzeugen und Familienangehörige, die psychosozial betreut werden.

Diese Phase ist geprägt durch ein salutogenetisches Vorgehen, also die Aktivierung von Bewältigungsstrategien mit dem Ziel, Betroffene wieder handlungsfähig zu machen. Alle Interventionen richten sich dabei konkret an den Bedürfnissen der Betroffenen aus:

- Aufgaben der Betroffenen klar definieren
- Was braucht die betroffene Person aktuell/in den nächsten Stunden?
- Wer oder was kann den Betroffenen helfen?

Neben der Beantwortung von Fragen sollten frühe Interventionen vor Allem folgende Inhalte vermitteln:

- Beruhigung
- Sicherheit
- Selbstwirksamkeit
- Verbundenheit
- Hoffnung
- Zukunftsorientierung

Oftmals sind Betroffene in den ersten Stunden vollkommen planlos und hilflos. Ein ruhiges Auftreten, eine ein langsames Sprechtempo mit einer klaren Stimme sowie ein bewusstes verlangsamtes Handeln helfen den Betroffenen, langsam von ihrem hohen Erregungsniveau herunterzukommen und wieder Struktur in das Chaos zu bringen, welches bei einem Notfall meist herrscht und sich auch auf Betroffene überträgt. Außerdem sollten Betroffenen lediglich Fakten kommuniziert werden, da diese helfen, wieder einen Bezug zur Realität herzustellen, sowie weiteren Gefühlen von Angst und Unsicherheit vorzubeugen.

Stabilisierungsphase (Sekundärphase)

Dem Initialereignis schließt sich nach etwa 5–6 Tagen die *Sekundärphase* an, welche auf die Identifikation und Minderung akuter Stressbelastungen und dysfunktionaler Symptome abzielt (Everly u. Mitchell 2002). Diese Phase dient der Stabilisierung und beinhaltet mittelfristige psychosoziale Unterstützungsleistungen, wie Einzel- und Gruppengespräche, sowie Organisations- und Familienunterstützung durch Psychologen, Psychotherapeuten, Seelsorger, Familienberater und/oder Notfallpsychologen. Diese Phase kann mehrere Wochen andauern.

Weiterbetreuung (Tertiärphase)

Die *Tertiärphase* beginnt etwa sechs Monate nach dem Ereignis und schließt psychologische Behandlung und Rehabilitation mit ein (Everly u. Mitchell 2002). Diese Phase, auch als Weiterbetreuungsphase bezeichnet (Hausmann 2003), bietet langfristige psychosoziale Versorgung, einschließlich individueller Betreuung, Diagnose früherer Krisen oder chronifizierter Belastungsreaktionen sowie Planung langfristiger Therapien. Sie wird aufgrund von individuellen Verarbeitungsstrategien, Ressourcen, sowie Risiko- und Schutzfaktoren zumeist nur noch von einer deutlich kleineren Gruppe Betroffener in Anspruch genommen.

Ähnliche Ansätze zur Psychosozialen Notfallversorgung finden sich dabei auch in vielen anderen Ländern, wobei die spezifischen Programme und Strukturen natürlich je nach nationalem Kontext variieren können.

Besonders in den letzten Jahren hat die Psychosoziale Notfallversorgung (PSNV) in Deutschland bedeutende Fortschritte in der Praxis und Forschung gemacht. Es gibt mittlerweile wissenschaftlich fundierte Erkenntnisse zu vielen Aspekten der PSNV. Parallel dazu hat sich landesweit ein umfassendes System etabliert, das die psychosoziale Unterstützung für Betroffene wie Überlebende, Angehörige, Hinterbliebene, Zeugen und Vermisste nach schweren Notfällen garantiert. Zudem gewinnen die psychischen Belastungen, die bei Einsatzkräften durch ihre Tätigkeit entstehen, zunehmend an Wahrnehmung, was zu spezifischen Angeboten und Strukturen für psychosoziale Prävention in den Einsatzorganisationen führt. Die Integration der PSNV in die Standardversorgung nach Unglücken und Katastrophen ist mittlerweile in weiten Teilen Deutschlands eine Selbstverständlichkeit und wird breit akzeptiert.

10.5 Besondere Interventionsformen

Traumatherapie ist ein spezialisierter Bereich der Psychotherapie, der sich mit der Behandlung von Traumafolgestörungen beschäftigt. Traumata können durch eine Vielzahl von Ereignissen verursacht werden, darunter physische oder sexuelle Übergriffe, schwere Unfälle, Kriegserlebnisse, Naturkatastrophen oder der Verlust nahestehender Personen.

Die Hauptziele der Traumatherapie umfassen dabei:

- **Stabilisierung:** Der erste Schritt in der Traumatherapie ist oft die Stabilisierung des Klienten. Dies beinhaltet das Erlernen von Techniken zur Emotionsregulierung und zur Bewältigung von akuten Stresssymptomen. Ziel ist es, dass der Betroffene sich in seinem Alltag sicher und stabil fühlt und nicht überwältigt wird von seinen Erlebnissen.
- **Verarbeitung des Traumas:** Nach der Stabilisierungsphase arbeitet der Therapeut mit dem Klienten daran, das Trauma zu verarbeiten. Dies kann durch verschiedene therapeutische Techniken erfolgen, wie zum Beispiel die Trauma-fokussierte kognitive Verhaltenstherapie, die EMDR-Therapie (Eye Movement Desensitization and Reprocessing), PITT (Psychodynamische Imaginative Traumatherapie) oder die narrative Expositionstherapie (NET).
- **Integration und Wachstum:** In der letzten Phase der Traumatherapie arbeitet der Klient daran, das Erlebte in sein Leben zu integrieren und möglicherweise ein

neues Selbstverständnis und eine neue Perspektive auf das Leben zu entwickeln. Diese Phase kann auch Elemente des posttraumatischen Wachstums beinhalten, was bedeutet, dass Menschen aus der Bewältigung von Traumata gestärkt hervorgehen können.

- **Entwicklung von Coping-Strategien**: Die Entwicklung effektiver Strategien zur Bewältigung von zukünftigen Stressoren und Herausforderungen ist ein weiterer wichtiger Aspekt der Traumatherapie. Dies hilft den Betroffenen, Resilienz gegenüber neuen stressigen Situationen aufzubauen.

10.6 EXKURS: EMDR-Therapie

EMDR steht für „Eye Movement Desensitization and Reprocessing", was auf Deutsch „Desensibilisierung und Verarbeitung durch Augenbewegung" bedeutet. Diese Therapieform wurde Ende der 1980er-Jahre von Dr. Francine Shapiro entwickelt und wird hauptsächlich zur Behandlung von Personen eingesetzt, die an den Folgen traumatischer Erlebnisse leiden. Die Therapie basiert auf der Annahme, dass die gezielte Stimulierung der beiden Gehirnhälften durch bilaterale Stimulation, wie schnelle Augenbewegungen, helfen kann, die Verarbeitung festgefahrener Traumaerinnerungen zu erleichtern.

Der Ablauf einer EMDR-Therapie wird üblicherweise in 8 Behandlungsschritte unterteilt. Nach den Richtlinien von EMDRIA Deutschland sind diese wie folgt aufgegliedert:

1. **Anamnese und Behandlungsplanung**: In dieser ersten Phase sammelt der Therapeut Informationen über die Vorgeschichte des Patienten und die aktuellen Probleme, um einen umfassenden Behandlungsplan zu entwickeln. Ziel ist es, die spezifischen traumatischen Ereignisse zu identifizieren, die mithilfe von EMDR behandelt werden sollen.
2. **Vorbereitung**: Der Therapeut erklärt dem Patienten die EMDR-Methode, einschließlich der zugrunde liegenden Theorie und der spezifischen Techniken wie die bilaterale Stimulation. In dieser Phase werden auch Strategien zur Stressbewältigung und Stabilisierung vermittelt, um den Patienten auf die folgenden intensiveren Phasen der Traumaverarbeitung vorzubereiten.
3. **Bewertung**: Diese Phase dient der genauen Bewertung des Zieltraumas. Der Patient wird gebeten, sich auf das spezifische Bild, die damit verbundenen negativen Überzeugungen, Emotionen und Körperempfindungen zu konzentrieren, die das Trauma charakterisieren. Zusätzlich wird eine positive Überzeugung formuliert, die der Patient stattdessen gern glauben würde.
4. **Desensibilisierung**: Hierbei wird die belastende Erinnerung mit bilateraler Stimulation bearbeitet, typischerweise durch geführte Augenbewegungen. Dieser Prozess wird fortgesetzt, bis die Erinnerung für den Patienten an Belastung verliert.

5. **Installation:** Die zuvor identifizierte positive Überzeugung wird jetzt verstärkt, während weiterhin bilaterale Stimulation angewandt wird, um die neue Überzeugung tiefer im Gedächtnis zu verankern.
6. **Körperscan:** Nach der kognitiven Bearbeitung des Traumas wird der Patient aufgefordert, seinen Körper nach verbleibenden Spannungen oder unangenehmen Empfindungen abzusuchen, die noch mit der Erinnerung verbunden sein könnten. Diese werden ebenfalls mittels EMDR-Techniken bearbeitet.
7. **Abschluss:** Am Ende jeder Sitzung wird der Patient wieder in einen stabilen Zustand gebracht. Der Therapeut stellt sicher, dass der Patient sich beruhigt fühlt und bespricht Strategien, wie mit möglichen aufkommenden Gefühlen oder Erinnerungen zwischen den Sitzungen umgegangen werden kann.
8. **Reevaluation:** Zu Beginn jeder neuen Sitzung wird der Fortschritt überprüft und entschieden, ob weitere Arbeit an dem ursprünglichen Trauma notwendig ist oder ob andere traumatische Erinnerungen adressiert werden sollten.

Während die Therapie einer standardisierten Vorgehensweise folgt, kann die genaue Unterteilung der einzelnen Schritte sowie deren Ablauf jedoch leicht variieren.

10.6.1 Individuelle Risiko-Nutzen-Bewertung

EMDR ist besonders dafür bekannt, dass sie oft schnelle Ergebnisse in der Behandlung von Traumafolgestörungen liefert, was für viele Patienten sehr erleichternd sein kann. Die Methode erfordert weniger verbale Interaktion als traditionelle Therapieformen, was sie für Patienten, die Schwierigkeiten haben, über ihre Erlebnisse zu sprechen, zugänglicher macht. Zudem hat sich EMDR als effektiv erwiesen, nicht nur bei PTSD, sondern auch bei einer Reihe anderer psychischer Störungen, wie Angstzuständen und Depressionen. Auf der anderen Seite kann EMDR intensive emotionale und körperliche Reaktionen hervorrufen, wenn Patienten mit tief sitzenden traumatischen Erinnerungen konfrontiert werden. Diese intensiven Reaktionen können für einige Patienten überwältigend sein und eine Herausforderung für den Therapeuten darstellen, die Situation zu managen. Weiterhin ist EMDR nicht für jeden geeignet; Personen mit bestimmten psychischen Störungen, wie schweren dissoziativen Störungen, könnten weniger von dieser Methode profitieren oder sogar Risiken ausgesetzt sein. Ein weiterer kritischer Punkt ist die Abhängigkeit vom Therapeuten; die Wirksamkeit der Therapie hängt stark von der Qualifikation und Erfahrung des ausführenden Therapeuten ab, was bedeutet, dass die Qualität und Effektivität der Behandlung variieren kann. Zusammenfassend bietet EMDR signifikante Vorteile für viele Betroffene, doch es ist wichtig, die individuelle Eignung und mögliche Risiken im Voraus sorgfältig zu bewerten.

11 Zukunftsperspektiven der rettungsdienstlichen Versorgung psychischer Erkrankungen

Patrick Ristau

Beim Verfolgen der medialen Berichterstattung um vermeintlich vermeidbare rettungsdienstliche Bagatell- oder Fehleinsätze wird deutlich, dass dort mitunter Beschwerdebilder und Anforderungsgründe genannt werden, die Ausdruck einer psychischen Erkrankung sein können (Breuer u. Dahmen 2023). Weitergedacht führt dieser Umstand zur folgenden – an dieser Stelle bewusst provokativ formulierten – Frage:

Ist die Versorgung von Menschen mit akuten psychischen Erkrankungen überhaupt eine Aufgabe des Rettungsdienstes?

Man sollte davon ausgehen, dass ein rascher Blick ins Gesetz eine Antwort auf die Frage liefert. Bekanntermaßen wird der Rettungsdienst im SGB V seit jeher allein auf seine Transportkomponente reduziert. Diese einseitige Sichtweise geht weit am modernen rettungsdienstlichen Versorgungsalltag vorbei und wird daher von vielen Seiten kritisiert. Eine Überarbeitung und Neuregelung der sozialgesetzlichen Verankerung des Rettungsdienstes ist zwar angedacht, diesbezügliche Ideen liegen derzeit allerdings allenfalls in einem Entwurfsstadium vor.

Da Rettungsdienst Ländersache ist, braucht es an dieser Stelle einen Blick in die einzelnen Landesrettungsdienstgesetze. Diese offenbaren jedoch höchst unterschiedliche Gegenstandsbereiche rettungsdienstlichen Handelns:

- Zur Aufgabe des Rettungsdienstes in Hessen heißt es beispielsweise, dass dieser „eine öffentliche Aufgabe der Gefahrenabwehr und der Gesundheitsvorsorge und integraler Bestandteil eines umfassenden Bevölkerungsschutzes in allen Situationen [sei], in denen die Gesundheit von Menschen gefährdet ist" (HRDG/16. Dezember 2010, zuletzt geändert am 9. Dezember 2022, § 1). Hierunter lässt sich auch die Hilfeleistung bei Menschen mit akuter psychischer Erkrankung subsumieren.

- Anders sieht es beispielsweise in Schleswig-Holstein aus: Dort werden der Bevölkerung „bedarfs- und fachgerecht Leistungen des Rettungsdienstes" (Land Schleswig-Holstein 2017) zur Verfügung gestellt, welcher sich aus Notfallrettung, Intensiv- und Krankentransport zusammensetzt. Die Maßnahmen der im Rahmen der Notfallrettung zu erbringenden Versorgung werden hier aber lediglich an den Kriterien der „unmittelbaren Lebensgefahr" bzw. an einer erwartbaren „signifikante[n] Verschlechterung des Gesundheitszustandes" festgemacht und die des Krankentransports auf fachgerechte medizinische Betreuung während der Fahrt bzw. die Ausstattung des Krankentransportwagens reduziert.

Die Nicht-Erwähnung von rettungsdienstlichen Hilfeleistungen bei Menschen mit akuter psychischer Erkrankung in einzelnen Landesrettungsdienstgesetzen darf nun allerdings nicht als fehlender rettungsdienstlicher Versorgungsauftrag fehlinterpretiert werden. Vielmehr scheint diese Leerstelle eher eine Folge des symptomatischen Fehlens sektorenübergreifender Konzepte zur Versorgung von Menschen mit akuten psychischen Erkrankungen insbesondere in Akutsituationen zu sein.

11.1 Spektrum und Anteil psychischer Erkrankungen in der rettungsdienstlichen Versorgung

Das Spektrum rettungsdienstlicher Einsatzindikationen umfasst eine Vielzahl akuter und chronisch-exazerbierter psychischer Krankheitsbilder: neben akuten Belastungsreaktionen bei schweren Lebenskrisen beispielsweise psychogene Krampfanfälle, akute Psychosen und delirante Zustände, Suizidversuche und Intoxikationen bzw. Entzugssyndrome. Neben den vorgenannten Einsatzindikationen, weisen eine Vielzahl von Patienten psychiatrische Komorbiditäten wie Depressionen, Angststörungen, Abhängigkeitserkrankungen oder kognitive Beeinträchtigungen auf, die es bei der rettungsdienstlichen Diagnostik und Therapie zu berücksichtigen gilt. Festzuhalten ist, dass bis zu zwei Drittel der notärztlich versorgten Patienten (komorbide) psychiatrische Diagnosen aufweisen (Tonn et al. 2006). Gleichwohl werden psychiatrische Einsätze derzeit vermutlich gravierend untererfasst und durch die für das rettungsdienstliche Qualitätsmanagement genutzten Tracer-Diagnosen zur Beurteilung von Stärken und Schwächen im Versorgungsprozess nicht abgebildet.

Psychiatrische Notfälle sowie Intoxikationen stellen mit einem Anteil von 10–12% die dritthäufigste rettungsdienstliche bzw. notärztliche Einsatzursache dar (Hofmann et al. 2024; Pajonk et al. 2001; Schmitt et al. 2002; SQR-BW 2023). Insbesondere Versorgungsbereiche, deren Einwohner einen niedrigem sozioökonomischem Status aufweisen, sind nicht nur durch ein insgesamt erhöhtes Inanspruchnahmeverhalten rettungsdienstlicher Leistungen gekennzeichnet – es beträgt fast 50% mehr gemessen an der Zahl der Notarzteinsätze (Arrich et al. 2024). Ein niedriger sozioökonomischer Status korreliert darüber hinaus mit einer um fast zwei Drittel erhöhten Häufigkeit für eine rettungsdienstlich gestellte psychiatrische Erstdiagnose. Dieser Umstand lässt sich als Kennzeichen einer gesundheitlichen Ungerechtigkeit, gekennzeichnet durch höhere gesundheitliche Belastungen der Bewohner einerseits, in Kombination mit einem erschwerten Zugang zu medizinischer Versorgung andererseits, interpretieren.

Von den akuten psychischen Einsatzindikationen sind psychosoziale Notfälle abzugrenzen, auch wenn diese in der öffentlichen Wahrnehmung – und teilweise auch in der des Rettungsdienstpersonals – häufig synonym betrachtet werden. Psychosoziale Notfälle sind übergreifend durch ein Versagen sozialer Strukturen bei gleichzeitigem Fehlen einer akuten Gesundheitsgefährdung gekennzeichnet, gehen aber mit dem Risiko einer solchen einher (Luiz 2013). Darüber hinaus drohen beispielsweise Verlust des Arbeitsplatzes, der geregelten Tagesstruktur, des (verbliebenen) sozialen Netzes, Verwahrlosung oder Obdachlosigkeit. Bei diesen Einsätzen ist der Rettungsdienst in Ermangelung eines ausreichend dichten sozialen und therapeutischen Netzes häufig erster und einzig erreichbarer Ansprechpartner und kann durch patientenzentrierte Beratung die Weichen für den Kontakt zu angemessenen Hilfeleistungsangeboten stellen, die häufig außerhalb der gesundheitlichen Primärversorgung zu finden sind. Diese vermeintlichen „Bagatelleinsätze" fordern dem Rettungsdienstpersonal ein hohes Maß an Fachwissen, Professionalität, Zeit und Fingerspitzengefühl ab und können – auch weil sie ein Handeln ohne feste Behandlungsalgorithmen erfordern – als überaus fordernd empfunden werden.

11.2 Aufgaben des Rettungsdienstes im Kontext psychischer Erkrankungen

Neuere wissenschaftliche Konzepte sehen rettungsdienstliches Handeln längst nicht mehr nur in hochkritischen Fällen oder zum Zwecke eines Transports zur Weiterversorgung in ein Krankenhaus indiziert. Vielmehr wird es aus dem Anliegen der Hilfeersuchenden an sich abgeleitet – eine Sichtweise, die jedoch noch längst nicht auf allen Rettungswachen Einzug gehalten hat. Zudem zeigen aktuelle Untersuchungen, dass sich das medial vielfach rezipierte falsche Verständnis des Notrufs aufseiten der Bevölkerung und der damit vermeintlich einhergehende Missbrauch rettungsdienstlicher Leistungen als empirisch nicht haltbar erweisen. So kommen Dahmen et al. (2024) zu der Erkenntnis, dass der Notruf 112 in vielen Fällen – und insbesondere im Kontext akuter psychischer Erkrankungen – schlicht mangels verfügbarer bzw. bekannter Alternativen gewählt werden würde. Die Autoren betonen, dass insbesondere An- und Zugehörige im Falle akuter psychiatrischer Erkrankungen auffallend häufig nicht wissen, wo sie Hilfen bekommen können.

Aus Public-Health-Sicht stellt dieser Umstand jedoch auch eine große Chance dar: Aufgrund der niedrigschwelligen Erreichbarkeit ließe sich mittels rettungsdienstlicher und notärztlicher Versorgung ein wichtiger Beitrag zu einer umfassend-ganzheitlichen medizinisch-sozialen Gesundheitsversorgung leisten – insbesondere in Settings und Situationen, in denen andere Angebote der Gesundheitsfürsorge nicht wahrgenommen werden können. Um die oben aufgeworfene Frage an dieser Stelle zu beantworten: Die Versorgung von Menschen mit akuten psychischen Erkrankungen *ist* eine Aufgabe des Rettungsdienstes – unabhängig davon, ob das Gesetz dies explizit formuliert oder weil das individuelle Hilfeersuchen in Ermangelung alternativer Adressaten an den Notruf gerichtet wird.

11.3 Notärztliches und rettungsdienstliches Ausbildungscurriculum

Bevor die zukünftige rettungsdienstliche Versorgung von Menschen mit akuter psychiatrischer Erkrankung skizziert werden kann, lohnt ein Blick auf die bisherige Ausbildung der wesentlichen Akteure im Rettungsdienst.

Notfallsanitäter verbringen im Rahmen ihrer dreijährigen Ausbildung bis zu 80 Stunden (von 720 Stunden praktischer Ausbildung in Krankenhäusern) in einer psychiatrischen, gerontopsychiatrischen oder gerontologischen Fachabteilung (Bundesministerium für Justiz 2013). Daneben stellen Kommunikation, Interaktion und Beratung hilfesuchender und hilfebedürftiger Menschen unter Berücksichtigung psychologischer Aspekte und unter Ausrichtung auf wesentliche psychische Erkrankungen ein Teillernziel des 120-stündigen Lernfelds zur Kommunikation und Interaktion dar. Ob und wie diese Kenntnisse zum Beispiel im Rahmen von Rollenspielen vermittelt werden, hängt von der Ausgestaltung des jeweiligen Landesrahmenlehrplans und teilweise des einzelnen Schulcurriculums ab. Weder im Lernfeld zur Abwendung schwerer gesundheitlicher Schäden bis zum Beginn einer weiteren ärztlichen Therapie (immerhin 500/1.920 Stunden) noch in der späteren staatlichen Prüfung ist die Versorgung von Menschen mit akuter psychischer Erkrankung gesondert abgebildet.

Um notärztlich tätig werden zu können, wird von den meisten Ärztekammern die Zusatzbezeichnung Notfallmedizin gefordert. Nach Muster-Kursbuch Notfallmedizin der Bundesärztekammer entfallen auf das Themenfeld „Psychiatrische Notfälle (inkl. Unterbringung/PsychKG)“ des Notarztkurses lediglich 45 Minuten theoretischer Unterricht, weitere 45 Minuten entfallen auf „Psychosoziale Notfälle, Krisenintervention“ (Bundesärztekammer 2014). Ob diese 90 Minuten aufbauend auf den im Medizinstudium erworbenen Kenntnisse für die theoretische Vermittlung des für die spätere Tätigkeit relevanten Wissens – von den Leitsymptomen des psychiatrischen Notfalls über relevante Persönlichkeitsstörungen und Krankheitsbilder, die Gesprächsführung, Psychopharmakotherapie bis hin zur Krisenintervention oder Unterbringung – ausreichen, kann an dieser Stelle wohl nur eine rhetorische Frage sein. In einer aktuellen Untersuchung gab etwa ein Drittel der befragten Notärzte an, für die Akutversorgung von Menschen mit akuter psychiatrischer Erkrankung nicht ausreichend geschult zu sein (Schick et al. 2022).

11.4 Diskrepanz von Ausbildungsstand und Versorgungsrealität

Die Versorgung von Menschen mit akuten psychischen Erkrankungen spielt in der Ausbildung der wesentlichen Akteure des Rettungsdienstes (im Folgenden: Rettungsdienstpersonal) also bisher eine nachgeordnete Rolle. Angesichts der vergleichsweisen hohen Inzidenz rettungsdienstlicher Einsätze bei Menschen mit psychiatrischer Erkrankung sind entsprechende Lerninhalte unterrepräsentiert.

Die zu Beginn gestellte Frage nach der Aufgabe des Rettungsdienstes könnte zu einem Zirkelschluss verleiten: Was in der Ausbildung nicht gelernt und in der Fortbildung nicht vertieft wird, wird unter Umständen auch nicht als originäre Aufgabe des Rettungsdienstes wahrgenommen. Dass diese Auffassung nicht zutreffend sein kann, wurde oben dargelegt – dass sie an der Realität scheitern muss, ergibt sich zwangsläufig aus dem alltäglichen Einsatzgeschehen, das wiederum durch die Anliegen der Hilfeersuchenden geprägt wird.

Die unzureichende Schulung kann Rettungsdienstpersonal gleichzeitig jedoch kaum Sicherheit im Umgang mit Menschen mit akuter psychischer Erkrankung im Sinne einer verlässlichen Handlungskompetenz vermitteln. In der Praxis folgen hierauf unnötige Krankenhauseinweisungen, die – insbesondere, wenn es zu Transporten in allgemeine Notaufnahmen kommt – von den Betroffenen in akuten Krisensituationen oftmals als zusätzlich belastend, herausfordernd und problematisch erlebt werden (Clarke et al. 2007; Wise-Harris et al. 2017).

11.5 Problem der Rollendiffusion

Die rettungsdienstliche Arbeit und der Vertrauensaufbau zu den Betroffenen mit akuter psychiatrischer Erkrankung können darüber hinaus massiv durch Rollenkonfusionen und -konflikte beeinträchtigt werden. Beispielsweise können in Schleswig-Holstein Vollzugsaufgaben in Zusammenhang mit der Unterbringung nach dem PsychHG an Rettungsdienstpersonal übertragen werden (PsychHG/11. Dezember 2020). So kann die Situation auftreten, dass das Rettungsdienstpersonal zunächst eine akute Gefährdung des psychisch erkrankten Menschen feststellt. Kommt der hinzugerufene Amtsarzt zur selben Einschätzung und ordnet der ebenfalls anwesende Hauptverwaltungsbeamte eine Unterbringung an, ändert sich die Rolle des Rettungsdienstpersonals hin zu bestellten Vollzugspersonen. Ab diesem Moment kann die Unterbringung – unabhängig von einer etwaigen Anwesenheit von Polizeibeamten – auch durch das bestellte Rettungsdienstpersonal ggf. unter Anwendung von Zwang durchgesetzt werden. Dieser Umstand führt im akuten Einsatzgeschehen – sofern angedroht oder umgesetzt – aber auch in zukünftigen Einsatzsituationen möglicherweise zu Misstrauen der Betroffenen gegenüber dem Rettungsdienst im Allgemeinen, was diese Kontakte (auch vor dem Hintergrund fehlender anderer geeigneter Akut-Hilfsmöglichkeiten) negativ beeinflussen kann.

Derartige Rollenvermischungen sind auf systemischer Ebene prinzipiell abzulehnen – gerade in der Versorgung von Menschen mit akuter psychischer Erkrankung kommt dem individuellen Vertrauensverhältnis eine besondere, schützenswerte Bedeutung zu. Um Rollendiffusionen und -kontusionen aufzuarbeiten, kann die kollegiale Beratung zwischen Rettungsdienstmitarbeitenden ebenso einen Beitrag zur individuellen Reflexion der verschiedenen Rollen leisten wie eine strukturierte Aufarbeitung mit entsprechenden Multiplikatoren im Rahmen von Schulungen zur Übernahme von Vollzugsaufgaben.

11.6 Zukünftige Ausgestaltung der Versorgung

In der Zusammenschau dieser Erkenntnisse stellt sich nun nicht mehr die Frage nach dem Ob, sondern nach dem Wie der zukünftigen Ausgestaltung der rettungsdienstlichen Versorgung bei Menschen mit akuter psychischer Erkrankung. Die S2k-Leitlinie „Notfallpsychiatrie“ der DGPPN enthält bereits erste Vorschläge zur optimierten Zusammenarbeit der Akteure (DGPPN 2019). Im Folgenden werden darüber hinausgehende Vorschläge zur rettungsdienstlichen Ausgestaltung der Versorgung von Menschen mit akuter psychischer Erkrankung gemacht, ausgewählte Pilotprojekte aus dem deutschsprachigen Raum vorgestellt und Best-Practice-Beispiele aus dem Ausland diskutiert.

11.7 Ansätze zur Steigerung rettungsdienstlicher Handlungskompetenz in akuten psychischen Krisen

Psychische Erkrankungen und psychiatrische Notfallbilder sollten zukünftig verstärkt Einzug in die rettungsdienstliche Fortbildung halten – entweder als Themenfeld im Rahmen der verpflichtend zu absolvierenden Jahresfortbildungen oder als separate Kurse mit hohem Praxisanteil und Patientendarstellern, wie sie seit Jahren im Bereich der Trauma- und Reanimationsversorgung erfolgreich etabliert und mittlerweile auch im Medizinstudium Standard sind. Auf diese Weise könnte ein qualitativer Mindeststandard im Rahmen der Fortbildung entwickelt bzw. implementiert und in der Versorgung sichergestellt werden.

Diese Kurse könnten in Zusammenarbeit mit den regionalen psychiatrischen Kliniken und Netzwerken stattfinden bzw. von diesen mitinitiiert werden. Auf diese Weise könnten regionale Besonderheiten der Versorgungslandschaft – analog bspw. zur Schlaganfallversorgung – in die Kurse einfließen. Das Wissen um diese Netzwerke, ihre Strukturen und die beteiligten Akteure käme dem Rettungsdienstpersonal insgesamt bei der Entscheidungsfindung für die geeignete Versorgungsform zugute und könnte unter anderem in der Beratung von Menschen mit akuter psychischer Erkrankung oder deren An- und Zugehörigen genutzt werden. Diese Fort- und Weiterbildungen können allerdings nur eine Komponente eines multiprofessionellen und interdisziplinären Hilfs- und Sorgearrangements darstellen. Darüber hinaus könnten die Netzwerke die gemeinsame Arbeit dazu nutzen, Anlaufstellen für den Rettungsdienst zu etablieren bzw. diesbezügliche Ansprechpartner zu benennen und deren Erreichbarkeiten bekannt zu machen.

11.8 Ein erster Schritt in Deutschland: Gemeindenotfallsanitäter

Um Alternativen zum Transport in ein Krankenhaus zu entwickeln, wurden in ersten Modellregionen in Deutschland zusätzlich zur Vorhaltung von Rettungswagen und Notarzteinsatzfahrzeugen sogenannte Gemeindenotfallsanitäter etabliert. Hierbei handelt es sich um erfahrene Notfallsanitäter mit einer 480-stündigen theoretisch-praktischen Zusatzqualifikation, welche insbesondere jene Einsatzbilder umfasst, die ambulant, ggf. unter Hinzuziehung weiterer Professionen, behandelt werden können (Bildungszentrum der Berufsfeuerwehr Oldenburg u. Malteser Hilfsdienst gGmbH 2024). Hierzu verfügen die über die Rettungsleitstellen disponierten Gemeindenotfallsanitäter über ein vertieftes Wissen hinsichtlich der örtlichen ambulanten Versorgungsstrukturen und sind gleichzeitig dazu befähigt, gewisse Einsatzbilder selbstständig abzuarbeiten bzw. eine weitere ambulante Versorgung in die Wege zu leiten. Dies schließt explizit auch psychiatrische Krankheitsbilder und Versorgungsstrukturen ein. Die Ausbildung umfasst unter anderem Einsätze in der Hausarztpraxis und in einem gemeindepsychiatrischen Zentrum. Erste Auswertungen zeigen positive Effekte durch die gezielte Alarmierung als zusätzliche rettungsdienstliche Ressource: So können betroffene erkrankte Personen ambulant erstversorgt und bei Bedarf einer weiteren ambulanten Versorgung zugeführt werden (Seeger et al. 2021). Darüber hinaus können Gemeindenotfallsanitäter ein adäquates Erstversorgungsangebot für die steigende Zahl psychosozialer Notfälle darstellen (Sommer et al. 2022). Die flächendeckende Implementierung zusätzlicher mobiler Versorgungsangebote in Ergänzung zu den bestehenden rettungsdienstlichen Strukturen ist nicht nur notwendig, sondern auch wünschenswert.

11.9 Moderner Rettungsdienst: auch in Österreich längst mehr als nur RTW und NEF

Im Nachbarland Österreich stellen beispielsweise die Acute Community Nurses (ACN) ein in Teilen vergleichbares Pendant zum deutschen Gemeindenotfallsanitäter dar. Im Rahmen eines Pilotprojekts wird seit dem Jahr 2020 untersucht, inwiefern ihr Einsatz den Rettungsdienst entlasten und unnötige Hospitalisierungen vermeiden kann (Jost u. Kerschbaumer, o.J.; Sleziona 2024). Eine Besonderheit stellt die Kombination von zwei Berufsbildern dar – alle ACNs verfügen sowohl über einen Diplom-Abschluss der Gesundheits- und Krankenpflege (in Österreich findet die Pflegeausbildung mittlerweile ausschließlich an Hochschulen statt) als auch einen Berufsabschluss als Notfallsanitäter. Das Mandat der österreichischen ACNs geht entsprechend weiter als das der deutschen Gemeindenotfallsanitäter, wodurch es in rettungsdienstlichen Akutsituationen beispielsweise möglich ist, sowohl auf psychosoziale Hilfeersuchen als auch auf pflegerische Bedarfe professionell und adäquat zu reagieren.

11.10 Australien: wo psychologische Expertise digital zum Einsatzort kommt

Völlig neue (telemedizinische) Wege geht Ambulance Victoria im Südosten von Australien mit einem Versorgungsbereich von mehr als 227.000 Quadratkilometern Fläche, was in etwa der Größe des Vereinigten Königreichs entspricht. Seit Ende 2020 kann der Rettungsdienst dort bei Einsätzen bei Menschen mit akuten psychischen Erkrankungen, welche augenscheinlich zunächst keiner unmittelbaren Krankenhauseinweisung bedürfen, auf TelePROMPT (Telehealth Prehospital Response of Mental health and Paramedic Team) zurückgreifen (Ambulance Victoria 2024). Über diesen telemedizinischen Service steht rund um die Uhr erfahrenes psychiatrisches Fachpersonal zur Verfügung. Dieses führt zusammen mit den Paramedics vor Ort ein erweitertes Assessment durch und hat zu diesem Zweck auch Zugriff auf die elektronische Akte und die Vorgeschichte betroffener Personen. Im Anschluss erfolgt eine Vermittlung Betroffener an geeignete individuell angepasste Hilfsangebote. Auf diese Weise konnten seit Einführung von TelePROMPT knapp 80% der Krankenhaustransporte bei Menschen mit psychischer Erkrankung vermieden werden. Vor dem Hintergrund des auch im Rettungsdienst, vor allem aber in den Notaufnahmen steigenden Kostendrucks stellt dieser Umstand einen bemerkenswerten Effekt dar.

Die Implementierung psychiatrischer Expertise, wie sie in TelePROMT umgesetzt wird, wäre bereits heute in vielen Rettungsdienstbereichen möglich. Die telemedizinische Infrastruktur wird vielerorts bereits vorgehalten und für notärztliche Konsultationen genutzt. Eine psychiatrische Beratung sollte sich, zumindest technisch, einfach implementieren lassen. Darüber hinaus bräuchte es die oben skizzierte regelmäßige Fort- und Weiterbildung des Rettungsdienstpersonals.

11.11 Akuthilfe remote und auf der Straße: Mental Health Care im London Ambulance Service

Einen ähnlichen Weg hat auch der London Ambulance Service (LAS) eingeschlagen: Aus der Erkenntnis heraus, dass eine Notaufnahme nicht immer den besten Ort für Menschen mit akuter psychischer Erkrankung darstellt, wurden nicht nur die Mitarbeiter im Bereich psychischer Gesundheit vertieft geschult und trainiert: Seit dem Jahr 2015 unterstützen darüber hinaus Mental Health Nurses die Einsatzkräfte mit ihrer Expertise (LAS 2018b). Diese Fachpersonen arbeiten auf den Rettungsleitstellen und nehmen eine entscheidende Rolle bei der Beurteilung und dem Risikoassessment von Betroffenen mit einer akuten psychischen Erkrankung und deren Weiterleitung an die geeignete Versorgungseinrichtung ein. Sie stehen den Rettungsdienst-Teams remote zur Verfügung.

Basierend auf den gemachten Erfahrungen wurde im Jahr 2018 eine ergänzende taktische Einheit etabliert: das Mental Health Car (LAS 2018a). Ein Team bestehend aus Paramedic und Mental Health Nurse wird gemeinsam durch die Rettungsleitstelle entsendet. Durch die interprofessionelle Ausrichtung ist das Team in der Lage, adäquat sowohl auf akutmedizinische als auch akutpsychiatrische Einsatzsituationen zu reagieren. Vermeidbare Krankenhaustransporte konnten auf diese Weise um etwa 50% reduziert werden.

11.12 Stigma-freier Transport in den Niederlanden

Dass ein Rettungsdiensteinsatz häufig auch zu einem Stigma bei Menschen mit akuter psychischer Erkrankung führen kann, insbesondere wenn beispielsweise die Polizei hinzugerufen oder der Transport durch diese durchgeführt wird, dessen ist man sich in den Niederlanden bewusst. Aus diesem Grund setzt man in der Region Amsterdam bereits seit dem Jahr 2014 auf eine sogenannte Psycholance (Ambulancezorg Nederland, o.J.). Hierbei handelt es sich um eine spezielle, besonders reizarm ausgestattete Transportkomponente, die mit eigens geschultem Personal besetzt ist. Monatlich werden etwa 300 Transporte von Menschen mit akutem Verwirrtheitszustand in die Notfallpsychiatrie durchgeführt. Gleichzeitig ist ein Transport in vielen Fällen aber auch nicht notwendig – in Absprache und Zusammenarbeit mit der Notfallpsychiatrie können betroffene Personen auch zu Hause belassen und vor Ort betreut werden.

11.13 Zukunft der rettungsdienstlichen Versorgung von Menschen mit psychischer Erkrankung

Der heutige Rettungsdienst steht vor einigen Herausforderungen, um den Besonderheiten in der Versorgung von Menschen mit akuter psychischer Erkrankung und den damit verbundenen steigenden Einsatzzahlen adäquat und patientenzentriert zu begegnen. Der Gesetzgeber ist aufgefordert, sich – wo noch nicht geschehen – klar zur rettungsdienstlichen Versorgung von Menschen mit akuter psychischer Erkrankung zu bekennen, diese als Aufgabe in den jeweiligen Landesrettungsdienstgesetzen festzuschreiben und diese Versorgung im Rahmen des rettungsdienstlichen Qualitätsmanagements zu monitoren und zu optimieren.

Zudem müssen psychische Erkrankungen zukünftig eine stärkere Berücksichtigung in der Ausbildung von Notfallsanitätern und Notärzten erfahren, um so die erforderliche Handlungssicherheit abseits von Zwangsmaßnahmen erlangen zu können. Hierzu müssen rettungsdienstliche Konzepte neu gedacht werden – die Antwort auf die Bedarfe von Menschen mit akuter psychischer Erkrankung kann nicht nur die seit jeher praktizierte Entsendung von RTW und NEF sein – es braucht neue, innovative und ganzheitliche Versorgungsangebote, die dem Rettungsdienst und den Betroffenen schnell und unkompliziert zur Verfügung stehen. Diese Angebote sollten zukünftig partizipativ entwickelt und mit dem Mandat ausgestattet werden, das jeweils adäquate Hilfsarrangement für betroffene Personen in die Wege zu leiten. Zu diesem Zweck können und sollten weitere Berufsgruppen wie beispielsweise Psychotherapeuten, Pflegefachpersonen und Sozialpädagogen in die Rettungskette einbezogen werden und in Versorgungsarrangements mitgedacht werden. Die Disponierung sollte bestenfalls durch die Rettungsleitstellen in Abstimmung mit den weiteren Akteuren wie dem Vertretungsdienst der Kassenärztlichen Vereinigungen geschehen.

Sicherlich bedarf es einer gehörigen Portion Mut in Kombination mit Pioniergeist, um tradierte rettungsdienstliche Versorgungsmodelle infrage zu stellen und in Teilen zu verlassen: Starre Sektorengrenzen sollten zugunsten einer geregelten Zusammenarbeit des Rettungsdienstes mit den ambulanten, stationären, kommunalen und privaten Akteuren überwunden werden. Best-Practice-Beispiele zur Ausgestaltung der Versorgung von Menschen mit akuter psychischer Erkrankung gibt es viele – sie müssen nun in die Versorgungslandschaft überführt und von den Kostenträgern refinanziert werden.

Literatur

Abderhalden C, Needham I, Dassen T, Halfens R, Haug H-J, Fischer J (2008) Structured risk assessment and violence in acute psychiatric wards: Randomised controlled trial. The British journal of psychiatry : the journal of mental science 193, 44–50. URL: https://doi.org/10.1192/bjp.bp.107.045534 (abgerufen am 08.07.2024)

Albers M (2011) ÖGDG und PsychKG als Arbeitsgrundlage der Sozialpsychiatrischen Dienste in Deutschland. Das Gesundheitswesen 73, 761–766. URL: https://doi.org/10.1055/s-0031-1291257 (abgerufen am 08.07.2024)

Ambulance Victoria (Hrsg.) (2024) TelePROMPT for mental health patients. URL: https://www.ambulance.vic.gov.au/community/teleprompt/ (abgerufen am 08.07.2024)

Ambulancezorg Nederland (Hrsg.). (o.J.) Psycholance in Amsterdam rijdt 300 ritten per maand. URL: https://www.ambulancezorg.nl/themas/kwaliteit-van-zorg/ketensamenwerking/passende-zorg-voor-personen-met-verward-gedrag/psycholance-in-amsterdam (abgerufen am 08.07.2024)

Amore M, D'Andrea M, Fagiolini A (2021) Treatment of Agitation With Lorazepam in Clinical Practice: A Systematic Review. Frontiers in Psychiatry 12. URL: https://doi.org/10.3389/fpsyt.2021.628965 (abgerufen am 08.07.2024)

Anzellotti F, Dono F, Evangelista G, Di Pietro M, Carrarini C, Russo M, Ferrante C, Sensi SL, Onofrj M (2020) Psychogenic Non-epileptic Seizures and Pseudo-Refractory Epilepsy, a Management Challenge. Frontiers in Neurology 11, 461. URL: https://doi.org/10.3389/fneur.2020.00461 (abgerufen am 08.07.2024)

Arbeitsgemeinschaft der Wissenschaftlichen Medizinischen Fachgesellschaften e.V. (2022) S3-Leitlinie nvl-005 „Nationale VersorgungsLeitlinie Unipolare Depression". URL: https://www.awmf.org/service/awmf-aktuell/nationale-versorgungsleitlinie-unipolare-depression (abgerufen am 08.07.2024)

Arrich J, Dammann U, Reichel J, Behringer W (2024) Einfluss des sozioökonomischen Status auf Art und Häufigkeit notärztlicher Einsätze. Notfall + Rettungsmedizin. URL: https://doi.org/10.1007/s10049-024-01295-5 (abgerufen am 08.07.2024)

Ärztliches Zentrum für Qualität in der Medizin (2022) Nationale VersorgungsLeitlinie (NVL) Unipolare Depression. URL: https://www.leitlinien.de/themen/depression/version-3/kapitel-1 (abgerufen am 15.07.2024)

Badura B, Ducki A, Baumgardt J, Meyer M, Schröder H (Hrsg.) (2023) Fehlzeiten-Report 2023: Zeitenwende – Arbeit gesund gestalten. Springer Berlin/Heidelberg

Bauer M, Banaschewski T, Heinz A, Kamp-Becker I, Meyer-Lindenberg A, Padberg F, Rapp M, Rupprecht R, Schneider F, Schulze T, Wittchen H-U (2016) Das deutsche Forschungsnetz zu psychischen Erkrankungen. Der Nervenarzt 87, 989–1010. URL: https://doi.org/10.1007/s00115-016-0169-y (abgerufen am 08.07.2024)

Beach SR, Celano CM, Noseworthy PA, Januzzi JL, Huffman JC (2013) QTc prolongation, torsades de pointes, and psychotropic medications. Psychosomatics 54(1), 1–13. URL: https://doi.org/10.1016/j.psym.2012.11.001 (abgerufen am 08.07.2024)

Beerhorst KS, Kardels B, Beine KH (2012) Medical Clearance bei psychiatrischen Symptomen. Notfall + Rettungsmedizin 15(4), 338–341. URL: https://doi.org/10.1007/s10049-011-1547-4 (abgerufen am 08.07.2024)

Bildungszentrum der Berufsfeuerwehr Oldenburg & Malteser Hilfsdienst gGmbH (Hrsg.) (2024) Weiterbildung zur Gemeindenotfallsanitäterin/zum Gemeindenotfallsanitäter: Gemeinsames Rahmencurriculum. URL: https://www.gemeindenotfallsanitaeter.de/media/curriculum_gnfs_version_3.0.pdf (abgerufen am 08.07.2024)

Biondi M, Pasquini M, Tarsitani L (Hrsg.) (2021) Empathy, Normalization and De-escalation: Management of the Agitated Patient in Emergency and Critical Situations. Springer International Publishing Basel

Birk M, Bauerfeind P, Deprez P, Häfner M, Hartmann D, Hassan C, Hucl T, Lesur G, Aabakken L, Meining A (2016) Removal of foreign bodies in the upper gastrointestinal tract in adults: European Society of Gastrointestinal Endoscopy (ESGE) Clinical Guideline. Endoscopy 48(5), 489–496. URL: https://doi.org/10.1055/s-0042-100456 (abgerufen am 08.07.2024)

Bohnert C (2000) Lehrbuch des Unterbringungsrechts. C.H. Beck München

Bombana M, Heinzel-Gutenbrunner M, Müller G (2022) Psychische Belastung und ihre Folgen für die Krankheitskosten – eine Längsschnittstudie in Deutschland. Gesundheitswesen (Bundesverband der Ärzte des öffentlichen Gesundheitsdienstes [Germany]) 84(10), 911–918. URL: https://doi.org/10.1055/a-1842-5458 (abgerufen am 08.07.2024)

Böttcher M, Krüsmann M (2008) Erstbetreuung und Nachsorge nach Überfällen in Sparkassen: Informationen für Führungskräfte, Geschäftsstellenleiter sowie Erstbetreuer nach Überfall (GUV – X 99961). Bayerischer Gemeindeunfallversicherungsverband. URL: https://kuvb.de//fileadmin/daten/dokumente/GBII/GUV_X-99961_Erstbetreuung_Ueberfaelle.pdf (abgerufen am 08.07.2024)

Bramesfeld A (2023) Die Versorgung von Menschen mit psychischen Erkrankungen in Deutschland aus Perspektive des Gesundheits- und Sozialsystems: Aktuelle Entwicklungsbedarfe. Bundesgesundheitsblatt, Gesundheitsforschung, Gesundheitsschutz 66(4), 363–370. URL: https://doi.org/10.1007/s00103-023-03671-x (abgerufen am 08.07.2024)

Breuer F, Dahmen J (2023) „Fehleinsätze" im Rettungsdienst – Notwendigkeit einer einheitlichen Begriffsdefinition und Abgrenzung zu Bagatelleinsätzen. Notfall + Rettungsmedizin 26(5), 345–348. URL: https://doi.org/10.1007/s10049-023-01166-5 (abgerufen am 08.07.2024)

Bruns H, Gather J, Henking T, Vollmann J (2015) Überlegungen aus klinisch-ethischer Perspektive. In: Henking T, Vollmann J (Hrsg.) Zwangsbehandlung psychisch kranker Menschen: Ein Leitfaden für die Praxis, 91–116. Springer Berlin/Heidelberg. URL: https://doi.org/10.1007/978-3-662-47042-8_4 (abgerufen am 08.07.2024)

Bundesamt für Bevölkerungsschutz und Katastrophenhilfe (BBK) (2012) Psychosoziale Notfallversorgung: Qualitätsstandards und Leitlinien Teil I und II. URL: https://www.bbk.bund.de/SharedDocs/Downloads/DE/Mediathek/Publikationen/PiB/PiB-07-psnv-qualitaet-stand-leitlinien-teil-1-2.pdf?__blob=publicationFile&v=6 (abgerufen am 08.07.2024)

Bundesärztekammer (Hrsg.) (2014) (Muster-)Kursbuch Notfallmedizin. URL: https://www.bundesaerztekammer.de/fileadmin/user_upload/_old-files/downloads/pdf-Ordner/Weiterbildung/_Muster-Kursbuecher/MKB_2003/20140117_MKB-Notfallmedizin.pdf (abgerufen am 08.07.2024)

Bundesministerium für Justiz (2013) NotSan-APrV/16. Dezember 2013, zuletzt geändert am 7. Juni 2023. URL: https://www.gesetze-im-internet.de/notsan-aprv/BJNR428000013.html (abgerufen am 15.07.2024)

Busch IM, Moretti F, Purgato M, Barbui C, Wu AW, Rimondini M (2020) Psychological and Psychosomatic Symptoms of Second Victims of Adverse Events: a Systematic Review and Meta-Analysis. Journal of Patient Safety 16(2), e61-e74. URL: https://doi.org/10.1097/PTS.0000000000000589 (abgerufen am 08.07.2024)

Clarke DE, Dusome D, Hughes L (2007) Emergency department from the mental health client's perspective. International journal of mental health nursing 16(2), 126–131. URL: https://doi.org/10.1111/j.1447-0349.2007.00455.x (abgerufen am 08.07.2024)

Cole MG (2005) Delirium in Elderly Patients. Focus 3(2), 320–332. URL: https://doi.org/10.1176/foc.3.2.320 (abgerufen am 08.07.2024)

Dahmen J, Brettschneider P, Poloczek S, Pommerenke C, Wollenhaupt L, Breuer F (2024) „Warum wird der Notruf 112 gewählt?" – Befragung zum Notrufverhalten der Berliner Bevölkerung. Notfall + Rettungsmedizin 27(1), 42–50. URL: https://doi.org/10.1007/s10049-021-00954-1 (abgerufen am 08.07.2024)

Deutsche Gesellschaft für Psychiatrie und Psychotherapie, Psychosomatik und Nervenheilkunde (DGPPN) (Hrsg.). (2019) S2k-Leitlinie „Notfallpsychiatrie": AWMF-Registernummer: 038-023. Version 1.0. URL: https://register.awmf.org/assets/guidelines/038-023l_S2k_Notfallpsychiatrie_2019-05_1-verlaengert.pdf (abgerufen am 08.07.2024)

Deutsche Gesellschaft für Psychiatrie und Psychotherapie, Psychosomatik und Nervenheilkunde (DGPPN) (1975) Bericht über die Lage der Psychiatrie in der Bundesrepublik Deutschland. URL: https://www.dgppn.de/_Resources/Persistent/80a99fbacaed5e58ef5c0733bdf8af78f8017e3c/Psychiatrie_Enquete_WEB.pdf (abgerufen am 08.07.2024)

Dornis C (2024) Das Notvertretungsrecht des Ehegatten in Gesundheitsangelegenheiten. Nervenheilkunde 43, 444–448. URL: https://doi.org/10.1055/a-2305-4926 (abgerufen am 26.07.2024)

Engel GL (1980) The clinical application of the biopsychosocial model. The American Journal of Psychiatry 137(5), 535–544. URL: https://doi.org/10.1176/ajp.137.5.535 (abgerufen am 08.07.2024)

Everly GS, Mitchell JT (2002) CISM – Stressmanagement nach kritischen Ereignissen. Facultas Verlag Wien

Faustmann TJ, Paschali M, Kojda G, Schilbach L, Kamp D (2023) [Antipsychotic Treatment of Alcohol Withdrawal Syndrome with Focus on Delirium Tremens: A Systematic Review]. Fortschritte Der Neurologie-Psychiatrie. URL: https://doi.org/10.1055/a-2029-6387 (abgerufen am 08.07.2024)

Fischer G, Riedesser P (2020) Lehrbuch der Psychotraumatologie (5. Auflage). Ernst Reinhardt Verlag München. URL: https://doi.org/10.36198/9783838587691 (abgerufen am 08.07.2024)

Frank A, Flissakowski O, Eyer F, Brieger P, Hamann J (2023) Nutzung von Krisendiensten vor Suizidversuchen: Eine Datenerhebung in einem Krankenhaus der Maximalversorgung. Der Nervenarzt 94(1), 34–36. URL: https://doi.org/10.1007/s00115-022-01325-y (abgerufen am 08.07.2024)

Gaebel W, Kowitz S, Fritze J, Zielasek J (2013) Use of health care services by people with mental illness: Secondary data from three statutory health insurers and the German Statutory Pension Insurance Scheme. Deutsches Arzteblatt International 110(47), 799–808. URL: https://doi.org/10.3238/arztebl.2013.0799 (abgerufen am 08.07.2024)

Gao K, Ganocy SJ, Gajwani P, Muzina DJ, Kemp DE, Calabrese JR (2008) A review of sensitivity and tolerability of antipsychotics in patients with bipolar disorder or schizophrenia: Focus on somnolence. The Journal of Clinical Psychiatry 69(2), 302–309. URL: https://doi.org/10.4088/jcp.v69n0217 (abgerufen am 08.07.2024)

Gardner DM (2014) Competent psychopharmacology. Canadian Journal of Psychiatry. Revue Canadienne De Psychiatrie 59(8), 406–411. URL: https://doi.org/10.1177/070674371405900802 (abgerufen am 08.07.2024)

Gaspersz R, Lamers F, Beekman ATF, van Hemert AM, Schoevers RA, Penninx BWJH (2018) The Impact of Depressive Disorder Symptoms and Subtypes on 6-Year Incidence of Somatic Diseases. Psychotherapy and Psychosomatics 87(4), 308–310. URL: https://doi.org/10.1159/000491933 (abgerufen am 08.07.2024)

Gather J, Kaufmann S, Otte I, Juckel G, Schildmann J, Vollmann, J (2019) [Level of Development of Clinical Ethics Consultation in Psychiatry—Results of a Survey Among Psychiatric Acute Clinics and Forensic Psychiatric Hospitals]. Psychiatrische Praxis 46(2), 90–96. URL: https://doi.org/10.1055/a-0579-6469 (abgerufen am 08.07.2024)

Gühne U, Weinmann S, Riedel-Heller SG, Becker T (Hrsg.) (2019) S3-Leitlinie Psychosoziale Therapien bei schweren psychischen Erkrankungen: S3-Praxisleitlinien in Psychiatrie und Psychotherapie. Springer Berlin Heidelberg. URL: https://doi.org/10.1007/978-3-662-58284-8 (abgerufen am 08.07.2024)

Haritsa SV, Reddy KJ, Rafiq A, Gupta M (2021) Randomized Trials of Psychotherapeutic Treatment for Psychogenic Seizures: Scoping Review. Indian Journal of Psychological Medicine 43(6), 469–472. URL: https://doi.org/10.1177/02537176211047392 (abgerufen am 08.07.2024)

Harvey AT, Flockhart D, Gorski JC, Greenblatt DJ, Burke M, Werder S, Preskorn SH (2004) Intramuscular Haloperidol or Lorazepam and QT Intervals in Schizophrenia. The Journal of Clinical Pharmacology 44(10), 1173–1184. URL: https://doi.org/10.1177/0091270004267807 (abgerufen am 08.07.2024)

Haugen PT, McCrillis AM, Smid GE, Nijdam MJ (2017) Mental health stigma and barriers to mental health care for first responders: A systematic review and meta-analysis. Journal of Psychiatric Research 94, 218–229. URL: https://doi.org/10.1016/j.jpsychires.2017.08.001 (abgerufen am 26.07.2024)

Hausmann C (2003) Handbuch Notfallpsychologie und Traumabewältigung: Grundlagen, Interventionen, Versorgungsstandards. Facultas Verlag Wien

Heininger S, Forster A (2023) PSU München – Psychosoziale Unterstützung für Pflegende. In: Büchner VA, Engehausen R, Peters M, Schwaiberger M (Hrsg.) Gesundheitswesen in der Praxis. Zukunft der Pflege im Krankenhaus gestalten: Probleme erkennen, Profession entwickeln, Potenziale fördern, 1. Auflage, 107–119, medhochzwei Verlag Heidelberg

Hinzmann D, Schießl A, Kreitlow J, Igl A, Koll-Krüsmann M, Heininger S (2021) „Let's talk about ... us". Die Situation an deutschen Klinken mit Blick aus der Anästhesiologie und Intensivmedizin vor der Covid-19 Pandemie. BDA-Befragung zur psychosozialen Unterstützung in der Akutmedizin im Herbst 2019. Anästhesiologie & Intensivmedizin 62(3), 92–99. URL: https://doi.org/10.19224/ai2021.092 (abgerufen am 08.07.2024)

Hofmann T, Kirschenlohr R, Reuter-Oppermann M, Lefering R (2024) Was machen eigentlich Notfallsanitäter:innen? Eine Sekundäranalyse von Krankenhauszuweisungscodes. Notfall + Rettungsmedizin, under review.

Holsboer F, Gründer G, Benkert O (Hrsg.) (2008) Handbuch der Psychopharmakotherapie. Springer Berlin/Heidelberg. URL: https://doi.org/10.1007/978-3-540-68748-1 (abgerufen am 08.07.2024)

Hölzle P, Frank A, Hörmann S, Pajonk F-G, Förstl H. (2021) [Excited Delirium Syndrome (ExDS): Emergence and emergency management]. Deutsche Medizinische Wochenschrift 146(21), 1421–1426. URL: https://doi.org/10.1055/a-1533-9764 (abgerufen am 08.07.2024)

Hoppe S (2022) Notfälle aus Perspektive der Psychosozialen Akuthilfen – Die Arbeit von Kriseninterventionsteams. Bundesgesundheitsblatt, Gesundheitsforschung, Gesundheitsschutz 65(10), 1016–1022. URL: https://doi.org/10.1007/s00103-022-03561-8 (abgerufen am 08.07.2024)

Hundertmark-Mayser J, Möller B, Balke K (2004) Selbsthilfe im Gesundheitsbereich. Robert Koch-Institut

Iserson K (1999) Principles of biomedical ethics. Emergency medicine clinics of North America 17, 283–306. URL: https://doi.org/10.1016/S0035-9203(02)90265-8 (abgerufen am 08.07.2024)

Jacobi F, Höfler M, Strehle J, Mack S, Gerschler A, Scholl L, Busch MA, Maske U, Hapke U, Gaebel W, Maier W, Wagner M, Zielasek J, Wittchen H-U (2014) Psychische Störungen in der Allgemeinbevölkerung: Studie zur Gesundheit Erwachsener in Deutschland und ihr Zusatzmodul Psychische Gesundheit (DEGS1-MH). Der Nervenarzt 85(1), 77–87. URL: https://doi.org/10.1007/s00115-013-3961-y (abgerufen am 08.07.2024)

Jacobi F, Höfler M, Strehle J, Mack S, Gerschler A, Scholl L, Busch MA, Maske U, Hapke U, Gaebel W, Maier W, Wagner M, Zielasek J, Wittchen H-U (2014) Psychische Störungen in der Allgemeinbevölkerung: Studie zur Gesundheit Erwachsener in Deutschland und ihr Zusatzmodul Psychische Gesundheit (DEGS1-MH). Der Nervenarzt 85(1), 77–87. URL: https://doi.org/10.1007/s00115-013-3961-y (abgerufen am 08.07.2024)

Jaimes-Albornoz W, Serra-Mestres J (2012) Catatonia in the emergency department. Emergency Medicine Journal: EMJ 29(11), 863–867. URL: https://doi.org/10.1136/emermed-2011-200896 (abgerufen am 08.07.2024)

Johnson S, DaltonLocke C, Baker J, Hanlon C, Salisbury TT, Fossey M, Newbigging K, Carr SE, Hensel J, Carrà G, Hepp U, Caneo C, Needle JJ, Lloyd Evans B (2022) Acute psychiatric care: Approaches to increasing the range of services and improving access and quality of care. World Psychiatry 21(2), 220–236. URL: https://doi.org/10.1002/wps.20962 (abgerufen am 26.07.2024)

Jost P, Kerschbaumer R. (o.J.) Acute Community Nursing (ACN) Pilotprojekt: Notruf Niederösterreich: 24/7 pflegerisches Troubleshooting im Akutsetting. URL: https://magazin.pflegenetz.at/artikel/acute-community-nursing-acn-pilotprojekt-notruf-niederoesterreich/ (abgerufen am 08.07.2024)

k.A. (2010) Hessisches Rettungsdienstgesetz

k.A. (2013) Ausbildungs- und Prüfungsverordnung für Notfallsanitäterinnen und Notfallsanitäter

k.A. (2017) Schleswig-Holsteinisches Rettungsdienstgesetz

k.A. (2020) Gesetz zur Hilfe und Unterbringung von Menschen mit Hilfebedarf infolge psychischer Störungen

k.A. (2021) Psychische Erkrankungen: Immer mehr Menschen erwerbsunfähig. Deutsches Ärzteblatt. URL: https://www.aerzteblatt.de/archiv/222535/Psychische-Erkrankungen-Immer-mehr-Menschen-erwerbsunfaehig (abgerufen am 08.07.2024)

Kallert T, Gühne U, Harter C, Eikelmann B, Lang FU, Puschner, B., Riedel-Heller, S.G., Weisbrod M, Becker T, Rössler W (2016) Versorgungsstrukturen in der Psychiatrie. In: Möller H-J, Laux G, Kapfhammer H-P (Hrsg.) Psychiatrie, Psychosomatik, Psychotherapie. Band 1: Allgemeine Psychiatrie Band 2: Spezielle Psychiatrie, 1–35, Springer Berlin/Heidelberg. URL: https://doi.org/10.1007/978-3-642-45028-0_54-1 (abgerufen am 08.07.2024)

Kessler RC, McGonagle KA, Zhao S, Nelson CB, Hughes M, Eshleman S, Wittchen HU, Kendler KS (1994) Lifetime and 12-month prevalence of DSM-III-R psychiatric disorders in the United States. Results from the National Comorbidity Survey. Archives of General Psychiatry 51(1), 8–19. URL: https://doi.org/10.1001/archpsyc.1994.03950010008002 (abgerufen am 08.07.2024)

Kofahl C, Haack M, Nickel S, Dierks M-L (2019) Wirkungen der gemeinschaftlichen Selbsthilfe

Kofahl C, SHILD-Konsortium (2018) Gesundheitsbezogene Selbsthilfe in Deutschland – Entwicklungen, Wirkungen, Perspektiven (SHILD). Zeitschrift für öffentliche und gemeinwirtschaftliche Unternehmen 41, 70–80. URL: https://doi.org/10.5771/0344-9777-2018-1-2-70 (abgerufen am 10.07.2024)

Koll-Krüsmann M (2021) Was ist psychosoziale Unterstützung? In: Strametz R, Aktionsbündnis Patientensicherheit e.V. (Hrsg.) Mitarbeitersicherheit ist Patientensicherheit: Psychosoziale Unterstützung von Behandelnden im Krankenhaus, 56–63, W. Kohlhammer Verlag Stuttgart

Koll-Krüsmann M, Hinzmann D, Igl A, Heininger S, Kreitlow J, Schießl A (2021) Psychosoziale Unterstützung im Gesundheitswesen. Der gemeinnützige Verein PSU-Akut – eine Schnittstelle zwischen kollegialer Unterstützung und Psychotherapie. Ärztliche Psychotherapie 16(2), 87–92. URL: https://doi.org/10.21706/aep-16-2-87 (abgerufen am 08.07.2024) van der Kooy K, van Hout H, Marwijk H, Marten H, Stehouwer C, Beekman A (2007) Depression and the risk for cardiovascular diseases: Systematic review and meta analysis. International Journal of Geriatric Psychiatry 22(7), 613–626. URL: https://doi.org/10.1002/gps.1723 (abgerufen am 08.07.2024)

Krewulak KD, Stelfox HT, Leigh JP, Ely EW, Fiest KM (2018) Incidence and Prevalence of Delirium Subtypes in an Adult ICU: A Systematic Review and Meta-Analysis. Critical Care Medicine 46(12), 2029–2035. URL: https://doi.org/10.1097/CCM.0000000000003402 (abgerufen am 08.07.2024)

Kröber H-L (1998) Psychiatrische Kriterien zur Beurteilung der Einwilligungsfähigkeit. URL: https://www.springermedizin.de/psychiatrische-kriterien-zur-beurteilung-der-einwilligungsfaehig/8152586 (abgerufen am 08.07.2024)

Krüsmann M (2003) Prävention posttraumatischer Störungen im Einsatzwesen. In: Butollo W, Hagl M (Hrsg.) Trauma, Selbst und Therapie: Konzepte und Kontroversen in der Psychotraumatologie, 147–161, Hogrefe Bern.

Krüsmann M, Karl R (2012) Zusammenfassung der Ergebnisse: Empfehlungen zur sekundären Prävention. In: Butollo W, Karl R, Krüsmann M (Hrsg.) Forschung im Bevölkerungsschutz: Bd. 8. Sekundäre Prävention einsatzbedingter Belastungsreaktionen und-störungen, 465–490, Bundesamt für Bevölkerungsschutz und Katastrophenhilfe (BBK)

Lamberg L (2002) Psychiatric Emergencies Call for Comprehensive Assessment and Treatment. JAMA 288(6), 686–687. URL: https://doi.org/10.1001/jama.288.6.686-JMN0814-2-1 (abgerufen am 26.07.2024)

Land Schleswig-Holstein (2017) SHRDG-DVO § 1, zuletzt geändert am 6. November 2020. URL: https://www.gesetze-rechtsprechung.sh.juris.de/bssh/document/jlr-RettDGDVSH2024rahmen (abgerufen am 15.07.2024)

Lasogga F, Gasch B (Hrsg.) (2008) Notfallpsychologie: Lehrbuch für die Praxis. Springer Medizin Berlin

London Ambulance Service NHS Trust (Hrsg.) (2018a) Mental health care. URL: https://www.londonambulance.nhs.uk/calling-us/mental-health-care/ (abgerufen am 08.07.2024)

London Ambulance Service NHS Trust (Hrsg.) (2018b) Mental Health Day 2018 – providing patients with the right care to meet and support their needs. URL: https://www.londonambulance.nhs.uk/2018/10/10/world-mental-health-day-2018-providing-patients-with-the-right-care-to-meet-and-support-their-needs/ (abgerufen am 08.07.2024)

Lorey K, Fegert J (2021) Polizeilicher Kontakt zu psychisch erkrankten MenschenPolice contact to mentally ill people. Forensische Psychiatrie, Psychologie, Kriminologie, 15. URL: https://doi.org/10.1007/s11757-021-00670-z (abgerufen am 08.07.2024)

Luiz T (2013) Psychosoziale Notfälle – Einsatz für den Notarzt? Notfallmedizin up2date 8(3), 205–216. URL: https://doi.org/10.1055/s-0032-1325100 (abgerufen am 08.07.2024)

Marinowitz R, Strube J, Schaper A (2023) Neue Psychoaktive Substanzen in der Notfallmedizin. Notfall + Rettungsmedizin 26(8) 559–565. URL: https://doi.org/10.1007/s10049-022-01108-7 (abgerufen am 08.07.2024)

Marung H, Strametz R, Roesner H, Reifferscheid F, Petzina R, Klemm V, Trifunovic-Koenig M, Bushuven S (2023) Second Victims among German Emergency Medical Services Physicians (SeViD-III-Study). International Journal of Environmental Research and Public Health 20(5). URL: https://doi.org/10.3390/ijerph20054267 (abgerufen am 08.07.2024)

May AT, Kreß H, Verrel T, Wagner T (2016) Patientenverfügungen: Handbuch für Berater, Ärzte und Betreuer. Springer Berlin/Heidelberg. URL: https://doi.org/10.1007/978-3-642-10246-2 (abgerufen am 08.07.2024)

McKee J, Brahm, N (2016) Medical mimics: Differential diagnostic considerations for psychiatric symptoms. The Mental Health Clinician 6(6), 289–296. URL: https://doi.org/10.9740/mhc.2016.11.289 (abgerufen am 08.07.2024)

Messer T, Naber D, Möller HJ, Grunze H (2017) Expertenkonsens zum Assessment und Management der psychomotorischen Agitation. Home. URL: https://www.ppt-online.de/heftarchiv/2017/04/expertenkonsens-zum-assessment-und-management-der-psychomotorischen-agitation.html (abgerufen am 08.07.2024)

Mitchell RJ, Karin E, Power J, Foung H, Jones N, Nielssen O (2022) Health service use and predictors of high health service use among adults experiencing homelessness: A retrospective cohort study. Australian and New Zealand Journal of Public Health 46(6), 896–902. URL: https://doi.org/10.1111/1753-6405.13302 (abgerufen am 08.07.2024)

Mohd Ahmed H, Abdel Aziz K, Al Ammari A, Galadari M, Alsaadi A, Alhassani A, Al Marzooqi F, Al Ahbabi M, Alsheryani H, Bahayan M, Ahmed R, Alameri S, Stip E, Aly El-Gabry D (2024) Prevalence and risk factors for metabolic syndrome in schizophrenia, schizoaffective, and bipolar disorder. International Journal of Psychiatry in Clinical Practice 28(1), 35–44. URL: https://doi.org/10.1080/13651501.2024.2310847 (abgerufen am 08.07.2024)

Montgomery FU, Parsa-Parsi RW, Wiesing U (2018) Das Genfer Gelöbnis des Weltärztebunds. Ethik in der Medizin 30(1), 67–69. URL: https://doi.org/10.1007/s00481-018-0471-2 (abgerufen am 26.07.2024)

Moreira ALR, Van Meter A, Genzlinger J, Youngstrom EA (2017) Review and Meta-Analysis of Epidemiologic Studies of Adult Bipolar Disorder. The Journal of Clinical Psychiatry 78(9), e1259–e1269. URL: https://doi.org/10.4088/JCP.16r11165 (abgerufen am 08.07.2024)

Nationale Kontakt- und Informationsstelle zur Anregung und Unterstützung von Selbsthilfegruppen (2018) Gemeinschaftliche Selbsthilfe in einer sich ändernden Gesellschaft NAKOS Jahresbericht 2018. URL: https://www.nakos.de/data/Online-Publikationen/2019/NAKOS-Jahresbericht-2018.pdf (abgerufen am 10.07.2024)

Nationale Kontakt- und Informationsstelle zur Anregung und Unterstützung von Selbsthilfegruppen (2022) NAKOS Jahresbericht 2022: Selbsthilfe im Blick. URL: https://www.nakos.de/data/Online-Publikationen/2023/NAKOS-Jahresbericht-2022.pdf (abgerufen am 10.07.2024)

Neitzke G (2019) Juristische Stellvertreter in der Medizin: Bevollmächtigte und Betreuer. Anästhesiol Intensivmed Notfallmed Schmerzther 54, 485–494. URL: https://doi.org/10.1055/a-0821-6759 (abgerufen am 08.07.2024)

Neuner J (2018) Natürlicher und freier Wille. Archiv für die civilistische Praxis 218(1), 1. URL: https://doi.org/10.1628/acp-2018-0002 (abgerufen am 08.07.2024)

Nikolin S, Rodgers A, Schwaab A, Bahji A, Zarate C, Vazquez G, Loo C (2023) Ketamine for the treatment of major depression: A systematic review and meta-analysis. EClinicalMedicine 62, 102127. URL: https://doi.org/10.1016/j.eclinm.2023.102127 (abgerufen am 08.07.2024)

Ostinelli EG, Brooke-Powney MJ, Li X, Adams CE (2017). Haloperidol for psychosis-induced aggression or agitation (rapid tranquillisation). The Cochrane Database of Systematic Reviews, 7(7), CD009377. URL: https://doi.org/10.1002/14651858.CD009377.pub3 (abgerufen am 26.07.2024)

Pajonk F-G (2019) S2k-Leitlinie Notfallpsychiatrie. URL: https://link.springer.com/book/10.1007/978-3-662-61174-6 (abgerufen am 08.07.2024)

Pajonk FG, Bartels HH, Biberthaler P, Bregenzer T, Moecke H. (2001) Der psychiatrische Notfall im Rettungsdienst. Häufigkeit, Versorgung und Beurteilung durch Notärzte und Rettungsdienstpersonal. Der Nervenarzt 72(9), 685–692. URL: https://doi.org/10.1007/s001150170047 (abgerufen am 08.07.2024)

Pajonk F-G, Lubda J, Sittinger H, Moecke H, Andresen B, Von Knobelsdorff G (2004) Psychiatrische Notfälle aus der Sicht von Notärzten: Eine Reevaluation nach 7 Jahren. Der Anaesthesist 53. URL: https://doi.org/10.1007/s00101-004-0703-3 (abgerufen am 08.07.2024)

Pajonk F-G, Moecke Hp (2005) Kapitel 62 – Psychiatrische Notfälle in der Notfallmedizin—Definition, Häufigkeit, Epidemiologie. In: Madler C, Jauch K-W, Werdan K, Siegrist J, Pajonk F-G, Altemeyer K-H, Arntz H-R, Bachtis C, Bahr J, Baumeister R, Bein T, Beneker J, Berzewski H, Bey T, Böttiger BW, Brockmeier J, Bruns CJ, Buerke U, Butollo W et al. (Hrsg.) Das NAW-Buch 3, 751–756. Urban & Fischer München. URL: https://doi.org/10.1016/B978-343722510-9.50064-8 (abgerufen am 08.07.2024)

Pajonk F-G, Messer T, Flüchter P (2021) Einsatz von Psychopharmaka im psychiatrischen Notfall. DNP – Der Neurologe & Psychiater 22(1), 49–61. URL: https://doi.org/10.1007/s15202-020-4607-0 (abgerufen am 08.07.2024)

Perälä J, Suvisaari J, Saarni SI, Kuoppasalmi K, Isometsä E, Pirkola S, Partonen T, Tuulio-Henriksson A, Hintikka J, Kieseppä T, Härkänen T, Koskinen S, Lönnqvist J (2007) Lifetime prevalence of psychotic and bipolar I disorders in a general population. Archives of General Psychiatry 64(1), 19–28. URL: https://doi.org/10.1001/archpsyc.64.1.19 (abgerufen am 08.07.2024)

Peterson JF, Pun BT, Dittus RS, Thomason JWW, Jackson JC, Shintani AK, Ely EW (2006) Delirium and its motoric subtypes: A study of 614 critically ill patients. Journal of the American Geriatrics Society 54(3), 479–484. URL: https://doi.org/10.1111/j.1532-5415.2005.00621.x (abgerufen am 08.07.2024)

Petri H (2020) Interaktionen von Psychopharmaka: Die jeder Klinikarzt kennen sollte. Der Klinikarzt 49, 138–144. URL: https://doi.org/10.1055/a-1113-3324 (abgerufen am 08.07.2024)

Plass D, Vos T, Hornberg C, Scheidt-Nave C, Zeeb H, Krämer A (2014) Trends in disease burden in Germany: Results, implications and limitations of the Global Burden of Disease study. Deutsches Arzteblatt International 111(38), 629–638. URL: https://doi.org/10.3238/arztebl.2014.0629 (abgerufen am 08.07.2024)

Pöldinger W (1982) Erkennung und Beurteilung der Suizidalität. In: Reimer C (Hrsg.) Suizid: Ergebnisse und Therapie, 13–23. Springer Berlin/Heidelberg. URL: https://doi.org/10.1007/978-3-642-68093-9_2 (abgerufen am 08.07.2024)

PSU-Akut e.V. (Hrsg.) (2022) Psychosoziale Unterstützung (PSU) im Gesundheitswesen: Kollegiale Unterstützung (Peer Support) und psychosoziale Personalfürsorge bei schwerwiegenden Ereignissen und besonderen Belastungssituationen [Sonderheft]

Psychiatrie Verlag (2024) Psychiatrienetz – Startseite. URL: https://www.psychiatrie.de/ (abgerufen am 10.07.2024)

Richmond JS, Berlin JS, Fishkind AB, Holloman GH, Zeller SL, Wilson MP, Rifai MA, Ng AT (2012) Verbal De-escalation of the Agitated Patient: Consensus Statement of the American Association for Emergency Psychiatry Project BETA De-escalation Workgroup. The Western Journal of Emergency Medicine 13(1), 17–25. URL: https://doi.org/10.5811/westjem.2011.9.6864 (abgerufen am 08.07.2024)

Richter-Kuhlmann E (2021) Ethikberatung: Auch ambulant interdisziplinär. Deutsches Ärzteblatt. URL: https://www.aerzteblatt.de/archiv/218634/Ethikberatung-Auch-ambulant-interdisziplinaer (abgerufen am 08.07.2024)

Ringel E (1953) Der Selbstmord, Abschluß einer krankhaften psychischen Entwicklung. Maudrich Wien

Rommel A, Bretschneider J, Kroll L, Prütz F, Thom J (2018) Inanspruchnahme psychiatrischer und psychotherapeutischer Leistungen. Individuelle Determinanten und regionale Unterschiede. Psychother Psychosom Med Psychol 68(8), e31–e31. URL: https://doi.org/10.1055/s-0038-1667953 (abgerufen am 08.07.2024)

Rosenbaum L (2016) Closing the Mortality Gap – Mental Illness and Medical Care. The New England Journal of Medicine 375(16), 1585–1589. URL: https://doi.org/10.1056/NEJMms1610125 (abgerufen am 26.07.2024)

Schelhase T (2022) Suizide in Deutschland: Ergebnisse der amtlichen Todesursachenstatistik. Bundesgesundheitsblatt – Gesundheitsforschung – Gesundheitsschutz 65(1), 3–10. URL: https://doi.org/10.1007/s00103-021-03470-2 (abgerufen am 08.07.2024)

Schick B, Mayer B, Jäger M, Jungwirth B, Barth E, Eble M, Sponholz C, Muth C-M, Schönfeldt-Lecuona C (2022) Emergency medical care of patients with psychiatric disorders – challenges and opportunities: Results of a multicenter survey. BMC emergency medicine 22(1), 173. URL: https://doi.org/10.1186/s12873-022-00722-5 (abgerufen am 08.07.2024)

Schießl A, Hinzmann D (2021) Psychosoziale Unterstützungsangebote in Deutschland – Das Modell PSU-Akut. In: Strametz R, Aktionsbündnis Patientensicherheit e.V. (Hrsg.) Mitarbeitersicherheit ist Patientensicherheit: Psychosoziale Unterstützung von Behandelnden im Krankenhaus, 105–115, W. Kohlhammer Verlag

Schießl A, Koll-Krüsmann M (2023) Traumafolgereaktionen bei Ärztinnen und Ärzten: PSU-Akut: psychosoziale Unterstützung finden. Der Allgemeinarzt 20, 54–57

Schmitt TK, Luiz T, Poloczek S, Huber T, Kumpch M, Madler C (2002) Sozialepidemiologie einer neuen Einsatzkategorie. Notfall + Rettungsmedizin 5(2), 102–109. URL: https://doi.org/10.1007/s10049-001-0414-0 (abgerufen am 08.07.2024)

Schneider F, Weber-Papen S (2017) Notfälle aufgrund psychischer Störungen. Der Nervenarzt 88(7), 819–833. URL: https://doi.org/10.1007/s00115-017-0352-9 (abgerufen am 08.07.2024)

Scholten M, Gieselmann A, Gather J, Vollmann J (2019) Psychiatric Advance Directives Under the Convention on the Rights of Persons With Disabilities: Why Advance Instructions Should Be Able to Override Current Preferences. Frontiers in Psychiatry 10. URL: https://doi.org/10.3389/fpsyt.2019.00631 (abgerufen am 08.07.2024)

Scholten M, Gather J, Vollmann J (2022) Das kombinierte Modell der Entscheidungsassistenz. Der Nervenarzt 93(11), 1093–1103. URL: https://doi.org/10.1007/s00115-022-01384-1 (abgerufen am 08.07.2024)

Schomerus G, Spahlholz J, Speerforck S (2023) Die Einstellung der deutschen Bevölkerung zu psychischen Störungen. Bundesgesundheitsblatt – Gesundheitsforschung – Gesundheitsschutz 66(4), 416–422. URL: https://doi.org/10.1007/s00103-023-03679-3 (abgerufen am 26.07.2024)

Schreiter S, Bermpohl F, Krausz M, Leucht S, Rössler W, Schouler-Ocak M, Gutwinski S (2017) The Prevalence of Mental Illness in Homeless People in Germany. Deutsches Ärzteblatt International 114(40), 665–672. URL: https://doi.org/10.3238/arztebl.2017.0665 (abgerufen am 08.07.2024)

Schulten A (2020) Sekundäre Traumatisierung als Berufsrisiko: Prävention – Schutz – Heilung, 169–191. URL: https://doi.org/10.1007/978-3-662-60817-3_13 (abgerufen am 08.07.2024)

Schuster T (2017) Talk down—Handlungskompetente Krisenintervention. Pflegezeitschrift 70, 30–32. URL: https://doi.org/10.1007/s41906-017-0318-3 (abgerufen am 08.07.2024)

Seeger I, Klausen A, Thate S, Flake F, Peters O, Rempe W, Peter M, Scheinichen F, Günther U, Röhrig R, Weyland A (2021) Gemeindenotfallsanitäter als innovatives Einsatzmittel in der Notfallversorgung – erste Ergebnisse einer Beobachtungsstudie. Notfall + Rettungsmedizin 24(3), 194–202. URL: https://doi.org/10.1007/s10049-020-00715-6 (abgerufen am 08.07.2024)

Sieber F, Kotulla R, Urban B, Groß S, Prückner S (2020) Entwicklung der Frequenz und des Spektrums von Rettungsdiensteinsätzen in Deutschland. Notfall + Rettungsmedizin 23(7), 490–496. URL: https://doi.org/10.1007/s10049-020-00752-1 (abgerufen am 08.07.2024)

Sleziona M (2024) Acute Community Nurses helfen in Notsituationen. Die Schwester – Der Pfleger 63(1), 28–29.

Sommer A, Rehbock C, Seeger I, Klausen A, Günther U, Schröder H, Neuerer M, Beckers SK, Krafft T (2022) Zwei Jahre Pilotphase Gemeindenotfallsanitäter in der Region Oldenburg (Niedersachsen). Notfall + Rettungsmedizin. Vorab-Onlinepublikation. URL: https://doi.org/10.1007/s10049-022-01079-9 (abgerufen am 08.07.2024)

Sood TR, Mcstay CM (2009) Evaluation of the psychiatric patient. Emergency Medicine Clinics of North America 27(4), 669–683, ix. URL: https://doi.org/10.1016/j.emc.2009.07.005 (abgerufen am 08.07.2024)

springerpflege.de (o.J.) Versorgungsnetze für Menschen mit psychischen Störungen. URL: https://www.springerpflege.de/versorgungsnetze-fuer-menschen-mit-psychischen-stoerungen/23495850 (abgerufen am 08.07.2024)

SQR-BW (2023) Qualitätsbericht Rettungsdienst Baden-Württemberg: Berichtsjahr 2022. URL: https://www.sqrbw.de/fileadmin/SQRBW/Downloads/Qualitaetsberichte/SQRBW_Qualitaetsbericht_2022.pdf (abgerufen am 08.07.2024)

Statistisches Bundesamt (2022) Todesursachen – Suizide. URL: https://www.destatis.de/DE/Themen/Gesellschaft-Umwelt/Gesundheit/Todesursachen/Tabellen/suizide.html (abgerufen am 15.07.2024)

Stein DJ, Phillips KA, Bolton D, Fulford KWM, Sadler JZ, Kendler KS (2010) What is a mental/psychiatric disorder? From DSM-IV to DSM-V. Psychological Medicine 40(11), 1759–1765. URL: https://doi.org/10.1017/S0033291709992261 (abgerufen am 08.07.2024)

Steinert T, Heinz A, Müller S, Hohl-Radke J, Müller J, Zinkler M (2016) Freiheitsrechte: Grundfragen zum Verständnis psychischer Erkrankungen. Deutsches Ärzteblatt. URL: https://www.aerzteblatt.de/archiv/180509/Freiheitsrechte-Grundfragen-zum-Verstaendnis-psychischer-Erkrankungen (abgerufen am 08.07.2024)

Steinert T, Heinz A, Müller S, Hohl-Radke J, Müller J, Zinkler M (2016) Freiheitsrechte: Grundfragen zum Verständnis psychischer Erkrankungen. Deutsches Ärzteblatt. URL: https://www.aerzteblatt.de/archiv/180509/Freiheitsrechte-Grundfragen-zum-Verstaendnis-psychischer-Erkrankungen (abgerufen am 08.07.2024)

Stephenson L, Gieselmann A, Gergel T, Owen G, Gather J, Scholten M (2023) Self-binding directives in psychiatric practice: A systematic review of reasons. The Lancet Psychiatry 10(11), 887–895. URL: https://doi.org/10.1016/S2215-0366(23)00221-3 (abgerufen am 26.07.2024)

Stieglitz R-D, Haug A, Fähndrich E, Rösler M, Trabert W (2017) Comprehensive Psychopathological Assessment Based on the Association for Methodology and Documentation in Psychiatry (AMDP) System: Development, Methodological Foundation, Application in Clinical Routine, and Research. Frontiers in Psychiatry 8, 45. URL: https://doi.org/10.3389/fpsyt.2017.00045 (abgerufen am 08.07.2024)

Strametz R, Raspe M, Ettl B, Huf W, Pitz A (2020) Handlungsempfehlung: Stärkung der Resilienz von Behandelnden und Umgang mit Second Victims im Rahmen der COVID-19-Pandemie zur Sicherung der Leistungsfähigkeit des Gesundheitswesens. Zentralblatt Fur Arbeitsmedizin, Arbeitsschutz Und Ergonomie 70(6), 264–268. URL: https://doi.org/10.1007/s40664-020-00405-7 (abgerufen am 08.07.2024)

Strametz R (2024) Vorsicht vor dem Second-Victim-Phänomen! [Watch out for the second victim phenomenon. How to deal with your own mistake]. MMW Fortschritte der Medizin 166(5), 57–59. URL: https://doi.org/10.1007/s15006-024-3672-2 (abgerufen am 08.07.2024)

Stubbe DE (2018) The Therapeutic Alliance: The Fundamental Element of Psychotherapy. Focus: Journal of Life Long Learning in Psychiatry 16(4), 402–403. URL: https://doi.org/10.1176/appi.focus.20180022 (abgerufen am 08.07.2024)

Suetani S, Rosenbaum S, Scott JG, Curtis J, Ward PB (2016) Bridging the gap: What have we done and what more can we do to reduce the burden of avoidable death in people with psychotic illness? Epidemiology and Psychiatric Sciences 25(3), 205–210. URL: https://doi.org/10.1017/S2045796015001043 (abgerufen am 08.07.2024)

Testa A, Giannuzzi R, Sollazzo F, Petrongolo L, Bernardini L, Dain S (2013) Psychiatric emergencies (part II): Psychiatric disorders coexisting with organic diseases. European Review for Medical and Pharmacological Sciences 17, Suppl 1, 65–85.

Tonn P, Gerlach N, Reuter S, Friedrich B, Dahmen N (2006) Häufigkeit von psychiatrischen Diagnosen in der retrospektiven Untersuchung von Notarztpatienten. Intensivmedizin und Notfallmedizin 43(2), 123–129. URL: https://doi.org/10.1007/s00390-006-0650-0 (abgerufen am 08.07.2024)

Trimmel M, Hinterbuchinger B, Friedrich F, Mossaheb N (2023) Klinische Umsetzung von Früherkennung und Frühintervention bei Psychoserisiko. psychopraxis. neuropraxis 26(1), 21–26. URL: https://doi.org/10.1007/s00739-022-00880-y (abgerufen am 08.07.2024)

Vanhaecht K, Seys D, Russotto S, Strametz R, Mira J, Sigurgeirsdóttir S, Wu AW, Põlluste K, Popovici DG, Sfetcu R, Kurt S, Panella M (2022) An Evidence and Consensus-Based Definition of Second Victim: A Strategic Topic in Healthcare Quality, Patient Safety, Person-Centeredness and Human Resource Management. International Journal of Environmental Research and Public Health 19(24). URL: https://doi.org/10.3390/ijerph192416869 (abgerufen am 08.07.2024)

Weinert M (2023) Der 1-Minuten-Arzt. Tredition Hamburg

Weissenberger G (2020) Professioneller Umgang mit Gewalt und Aggressionen: Das Präventionskonzept ProDeMa. PiD – Psychotherapie im Dialog 21, 74–78. URL: https://doi.org/10.1055/a-0968-2364 (abgerufen am 08.07.2024)

Weltärztebund (2015) Deklaration von Genf – Das ärztliche Gelöbnis

Wetterling T, Junghanns K (2019) [Alcohol Intoxication—A Psychiatric Emergency]. Fortschritte Der Neurologie-Psychiatrie 87(7), 361–366. URL: https://doi.org/10.1055/a-0832-8404 (abgerufen am 08.07.2024)

Wise-Harris D, Pauly D, Kahan D, Tan de Bibiana J, Hwang SW, Stergiopoulos V (2017) „Hospital was the Only Option“: Experiences of Frequent Emergency Department Users in Mental Health. Administration and policy in mental health 44(3), 405–412. URL: https://doi.org/10.1007/s10488-016-0728-3 (abgerufen am 08.07.2024)

Wittchen H-U, Hoyer J (Hrsg.) (2011) Klinische Psychologie & Psychotherapie. Springer Berlin/Heidelberg. URL: https://doi.org/10.1007/978-3-642-13018-2 (abgerufen am 08.07.2024)

Yuan M, Xiao Z-L, Zhou H-Y, Rao W, Huang G, Nie H-B, Cao W-F, Xu R-S (2022) Bipolar disorder and the risk for stroke incidence and mortality: A meta-analysis. Neurological Sciences: Official Journal of the Italian Neurological Society and of the Italian Society of Clinical Neurophysiology 43(1), 467–476. URL: https://doi.org/10.1007/s10072-021-05348-2 (abgerufen am 08.07.2024)

Das Autoren-Team

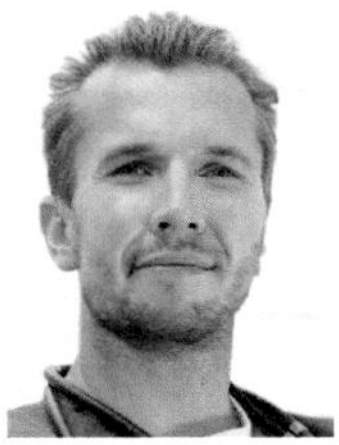

Alexander R. Baasner, M.Sc.

Mit dem Abschluss seines Master-Studiums im Fach Psychologie an der DePaul University in Chicago (USA) im Jahr 2015 legte Alexander R. Baasner den Grundstein für seine erste eigene Unternehmung, die sich auf neurowissenschaftliche Konsumverhaltensforschung mit Biosensoren spezialisiert hatte. Schon früh lernte er außerdem während seiner Tätigkeit als Notfallpsychologe und EMT-Paramedic die Grundlagen von Projektmanagement und Digital Health kennen, welche er durch fortführende Studien an der Harvard Medical School in Boston (USA) weiter vertiefen konnte. Seit 2016 engagiert er sich u.a. als "Director Medical Operations & Telemedicine" und lehrt als Dozent an Universitäten und Hochschulen in Deutschland, der Schweiz, den USA und Großbritannien.

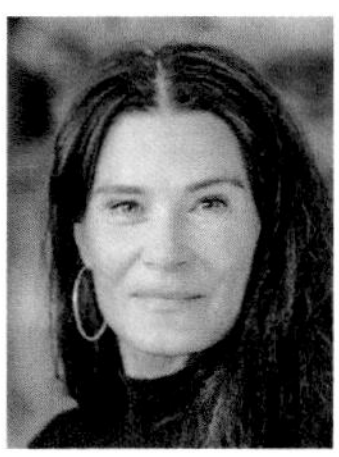

Antje Buchhorn, M.A.

Antje Buchhorn ist Referentin für psychosoziale Versorgung und Psychiatrie beim Projekt OBEON. Vor ihrer aktuellen Position war die Diplom-Sozialarbeiterin über viele Jahre in der ambulanten Begleitung von Menschen mit psychischen Erkrankungen, komplexen Traumata und in der Ausbildung dual Studierender tätig.

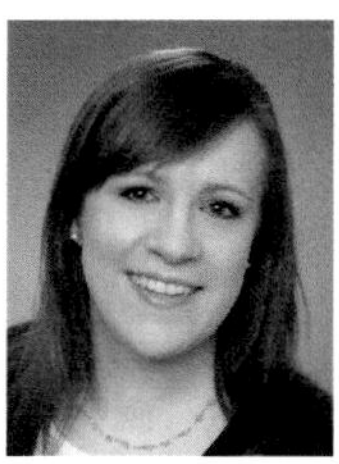

Andrea Forster, M.A.

Andrea Forster arbeitet als Referentin der Geschäftsführung bei PSU-Akut e.V., einem gemeinnützigen Verein für Psychosoziale Kompetenz und Unterstützung in der Akutmedizin. Dort verantwortet sie unter anderem den Bereich „PSU München", der sich auf die psychosoziale Unterstützung von Pflegenden in München fokussiert. Sie ist gelernte Gesundheits- und Kinderkrankenpflegerin für Pädiatrische Intensivpflege (DKG). Sie hat viele Jahre auf einer interdisziplinären Neonatologischen und Pädiatrischen Intensivstation gearbeitet, bevor sie zunächst Pflegemanagement (B.A.) und dann Management von Sozial- und Gesundheitsbetrieben (M.A.) studierte. Andrea Forster ist als Lehrbeauftragte an der Katholischen Stiftungshochschule München tätig. In ihrer bisherigen Forschungstätigkeit beschäftigte sie sich unter anderem mit Anforderungen, Ressourcen und dem Arbeitsengagement von Pflegenden und pflegerischen Führungspersonen sowie mit unterschiedlichen Aspekten rund um den Themenbereich Psychosoziale Unterstützung im Gesundheitswesen.

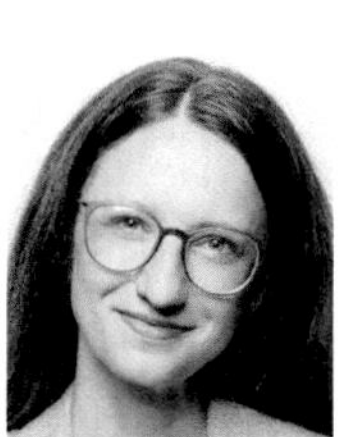

Peggy Heinz

Peggy Heinz ist stellvertretende Geschäftsführerin der Nationalen Kontakt- und Informationsstelle zur Anregung und Unterstützung von Selbsthilfegruppen (NAKOS). Die NAKOS fungiert bundesweit als Ansprechpartnerin und bündelt Informationen zu gemeinschaftlicher Selbsthilfe und Selbsthilfeunterstützung. Unabhängig, themenübergreifend und kostenfrei veröffentlicht sie Materialien und Fachinformationen.

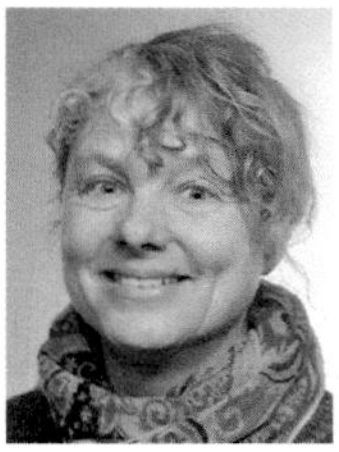

Dr. phil. Dipl.-Psych. Marion Koll-Krüsmann

Marion Koll-Krüsmann ist fachliche Leiterin von PSU-Akut e.V.. Sie ist Psychologische Psychotherapeutin, Lehrtherapeutin, Supervisorin, Trainerin beim DAAD (Deutscher Akademischer Austauschdienst) und arbeitet in der Arbeitsgruppe Akuttrauma der DeGPT (Deutschsprachige Gesellschaft für Psychotraumatologie) mit. Sie arbeitet unter anderem als Traumatherapeutin in eigener Praxis, bildet Kollegiale Erstbetreuer aus, macht Teamsupervision in psychiatrischen Kliniken und gibt Trainings zu „Trauma Awareness und Psychoedukation" im Rahmen der Integration von Geflüchteten in deutsche Hochschulsysteme und zu „Sicherheit im Umgang mit Traumafolgestörungen" für unterschiedliche Berufsgruppen, die im Kontext Trauma tätig sind.

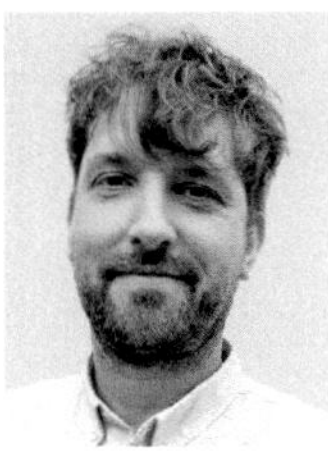

Simon Kurzhals

Simon Kurzhals ist Facharzt für Psychiatrie und Psychotherapie und als Oberarzt für die Leitung einer psychiatrische Akutstation inmitten des Ruhrgebiets verantwortlich. Er bildet neben angehenden psychiatrischen Fachärzten auch Notärzte und Rettungssanitäter zu Fragen der Notfallpsychiatrie weiter und beschäftigt sich seit mehr als zehn Jahren mit der Behandlung schwerer psychischer Erkrankungen. Als Referent äußert er sich zu relevanten Themen der psychiatrischen Versorgungsrealität, ist in der regionalen gemeindepsychiatrischen Arbeit und berufspolitisch aktiv und vermittelt seine klinische Erfahrung unter anderem im Podcast „Klinisch Relevant".

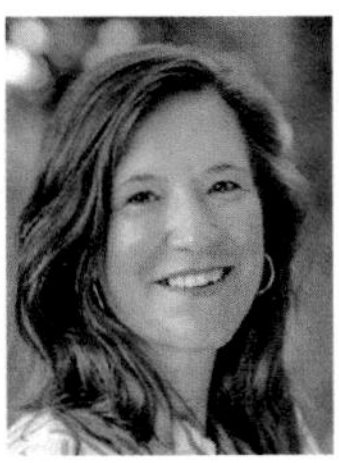

Tina Lindemann, M.A.

Tina Lindemann ist Geschäftsführerin beim Dachverband Gemeindepsychiatrie e.V. und Projektleiterin von OBEON. Sie verfügt über umfassende Erfahrung in allen psychiatrischen Bereichen gemäß den Sozialgesetzbüchern V, IX und XII. Zuletzt war sie als Geschäftsführerin eines mittelständischen psychosozialen Trägers in Berlin tätig. Darüber hinaus hat sie als Dozentin für Gemeindepsychiatrie und Partizipation an der Katholischen Fachhochschule Berlin gelehrt.

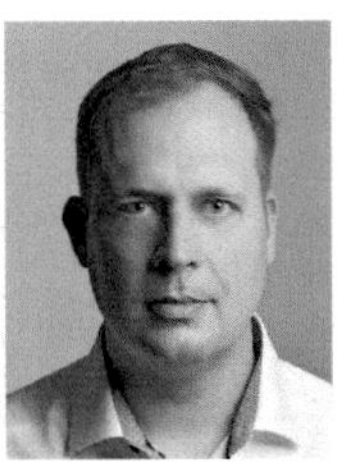

Patrick Ristau, Ph.D.

Als Notfallsanitäter kann Patrick Ristau auf mehr als 15 Jahre Berufserfahrung auf allen bodengebundenen Rettungsmitteln sowohl in der Stadt- als auch in der Landrettung zurückblicken. Als Pflege- und Gesundheitswissenschaftler beschäftigt er sich neben der Patientenperspektive akut und chronisch erkrankter Menschen insbesondere mit interprofessionellen Versorgungsarrangements und innovativen Versorgungsformen.

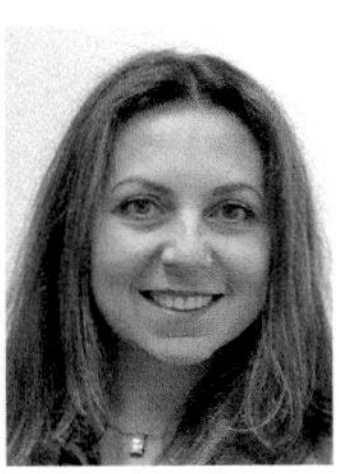

Dr. Elina Sakellaridou, M.A.

Elina Sakellaridou ist Fachärztin für Psychiatrie und Psychotherapie und besitzt einen Master of Arts in Health Administration von der Universität Bielefeld. Sie leitet den Sozialpsychiatrischen Dienst des Kreisgesundheitsamtes Mettmann. Sie ist Mitglied des erweiterten Vorstands der Landesarbeitsgemeinschaft Sozialpsychiatrischer Dienste NRW und stellvertretende Sprecherin des Fachausschusses Psychiatrie im Bundesverband der Ärztinnen und Ärzte des Öffentlichen Gesundheitsdienstes (BVÖGD).

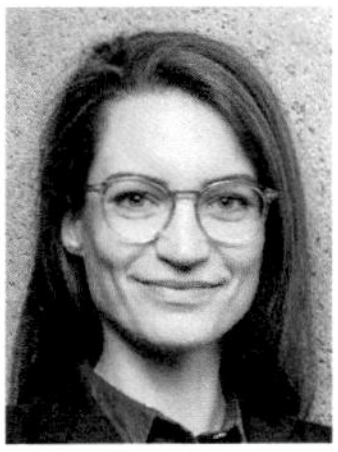

Dr. Deborah Scholz-Hehn

Deborah Scholz-Hehn ist Oberärztin im Akutbereich des Frankfurter Agaplesion Markus Krankenhauses. Sie ist zudem in der Betreuung berufsständischer Betroffener und neben ihrer klinischen Arbeit in der Deutschen Gesellschaft für Suchtmedizin aktiv.

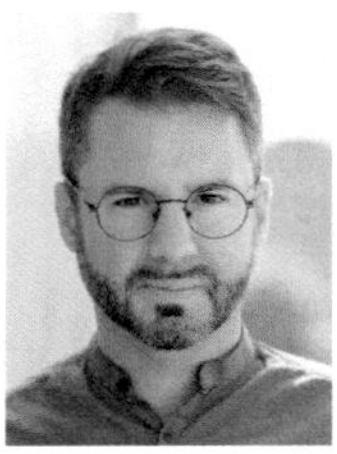

Dennis Stratmann alias Cordt Winkler

Dennis Stratmann alias Cordt Winkler ist psychoseerfahrener Buchautor („ICH ist manchmal ein anderer – Mein Leben mit Schizophrenie") und Genesungsbegleiter. Er arbeitet als Patientenadvokat bei der digitalen Therapiebegleitung Recovery Cat, einer Ausgründung der Charité, und lebt in Berlin.

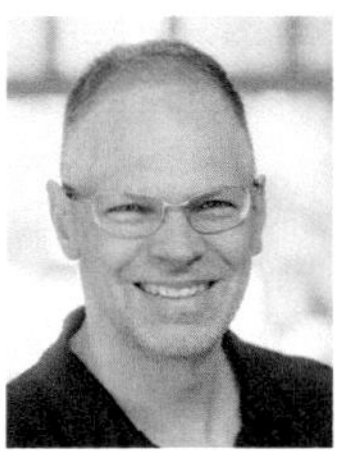

Dr. Mark Weinert

Mark Weinert ist Facharzt für Anästhesie, Intensivmedizin und Notfallmedizin. Er setzt sich seit 20 Jahren für Patientensicherheit und bessere Kommunikation im Gesundheitswesen ein. Seiner Meinung nach liegt in gelungener Kommunikation der größte Hebel, mit dem wir unsere Arbeit effizienter, sicherer und angenehmer für alle gestalten können. Sein letztes Buch „Der 1-Minuten-Arzt" zeigt, wie das geht.